住培医师成长系列

5步读图法：
心电图的临床解读

主　编　李　剑
副主编　赵奕凯
编　委（按姓氏笔画排序）
　　　　于洋杰　王恒阳　李　剑
　　　　陈　未　陈奇英　周　鹏
　　　　赵奕凯　倪堪洪　奚悦文
　　　　熊楠青

复旦大学出版社

谨以此书纪念王申生教授。

序 一

把医学生培养成为一名合格的临床医师需要理论知识,需要充足的实践,更需要合理的方法。心电图的读图从入门到掌握,从来不是一件容易的事。最主要的特征是老师讲解完理论,学生当场似懂非懂,毕业进入临床却要直接开始应用,而在复杂紧张的医学生培养体系中,单独增加心电图解读的内容是不实际的。心电图的读图并不是只有心内科医师才需要掌握的临床能力,对于大内科及其他专科的医师,也是日常无法逃避的临床技能。在感染科的实践中,许多疑难病症的蛛丝马迹,就来源于心电图的微小变化,而疾病的发生、发展更能在心电图中得到动态体现。

李剑医师申请了复旦大学临床心电图解读的教学改革课题,该课题总结出"心电图的5步判读法"。心电图的5步判读法并非新生事物,而来源于对上海市心电图质控的深度解读,也是基于心电图临床的多次授课和应用。在以往的授课中,使用该方法可以对大部分的心电图进行正确和完整的解读,激发了医学生对心电图学习的兴趣。本书从5步法的分步解读开始,也有进阶和提高的章节,重要的是还配备了大量的练习题。在学习和练习中,相信读者能对5步法有深刻的理解,并达到李剑医师所说的:"左右脑并用的解读能力。"

复旦大学上海医学院内科学系主任
复旦大学附属华山医院感染科主任
张文宏

序 二

心电图的判读是临床医师的基本技能之一,在住院医师规范化培训(简称住培)的 10 年过程中,我们发现临床心电图的阅读是住院医师应用过程中的主要难点,有的医师 3 年住培结束竟然因为心电图考试不及格而无法拿到住培结业证书。更有甚者,在正式进入专科工作时,由于不会识别心电图,漏诊了重要的临床危急病症,导致了严重的后果。调查中发现,导致临床读图困难的主要原因有两个:一是大学培养过程中仅有 3 个课时的心电图理论学习与进入临床后的读图需求存在巨大鸿沟。90% 的住培学员不清楚如何入手解读心电图;二是在住培过程中,尽管有 1 个月的心电图室轮转,但以实践为主的培养模式并未将心电图的读图逻辑渗透到 3 年的培养过程中。近 50% 的学员在结束住培时仍未掌握规范的心电图解读方法,为未来的执业生涯埋下了巨大的隐患。

李剑医师不但担任诊断学的心电图教师,还承担了临床医学学士(bachelor of medicine and bachelor of surgery, MBBS)和临床心电图的教学工作,负责历年的住培医师心电图的岗前培训和考前培训,在心电图的解读教学中总结出了心电图的 5 步判读法。这 5 个步骤分别是判断主导心律、判断激动起源异常、判断激动传导异常、可描述的形态学改变和起搏器心电图。这种判读模式从心电图质控的要求出发,直接应用于住培教学和临床实践,广受学员的认可和欢迎。更重要的是,这种判读方法为几乎是零基础的住培学员设定了规范的读图模式,为识图起步和实践进阶打下了良好的基础。5 步法为医学院的心电图学习和临床的实践应用架起了一座桥梁,成了复旦大学附属华山医院内科住培基地教学的一大亮点。

这是一本心电图的起步用书,尽管不能满足部分已具备扎实心电图基础的医师的进阶需求,但因其收录了大量源自临床的真实宝贵图像,且全部按照 5 步判读法的思路一一解析,对规范心电图的读图和诊断思路,建立更全面的理论框架仍大有裨益。希望通过学习借鉴,增加住院医师的心电图理论知识和识图能力,为职业生涯夯实基础。

复旦大学附属华山医院内科学主任
复旦大学附属华山医院住院医师规范化培训内科基地主任
施海明

目 录

1 **心电图基础知识** ······················· 1
  1.1 心电图的基本知识 ················ 1
  1.2 心电发生的原理 ···················· 2
  1.3 正常心电图 ·························· 3
  1.4 常规心电图导联 ···················· 4
  1.5 各波振幅及时间的测量 ········· 9
    1.5.1 心率的测量 ················· 9
    1.5.2 ST 段的测量 ··············· 9
    1.5.3 心电轴的测量 ············ 10
  1.6 心电图各波段的正常值 ······· 11
    1.6.1 P 波 ··························· 11
    1.6.2 P-R 间期 ···················· 12
    1.6.3 QRS 波群 ···················· 12
    1.6.4 T 波 ··························· 15
    1.6.5 QT 间期 ······················ 15
    1.6.6 U 波 ··························· 16
  1.7 咖迪一刻:爱因多芬的小历史 ········· 16

2 心电图的 5 步判读法 ·········· **20**

2.1 怎样把心电图的解读记到脑子里 ·········· 22
2.2 心电图报告示例 ·········· 25
　2.2.1 心电图的解读步骤 ·········· 25
　2.2.2 考究一刻：心电图描记的要求 ·········· 26
2.3 心电图解读的正确打开方式 ·········· 29
　2.3.1 心电图解读的 5 个步骤 ·········· 29
　2.3.2 心电图文字报告的要求 ·········· 32
2.4 需要注意的 8 种心电图危急值 ·········· 33
　2.4.1 太快了 ·········· 34
　2.4.2 太慢了 ·········· 34
　2.4.3 可能有临床问题 ·········· 34
2.5 咖迪一刻：扒一扒心电图的历史 ·········· 35
　2.5.1 心电图发展史 ·········· 35
　2.5.2 心电图导联系统 ·········· 36

3 第 1 步　判断主导心律 ·········· **40**

3.1 窦性心律是什么 ·········· 41
3.2 P 波里隐藏的秘密 ·········· 45
　3.2.1 左心房肥大 ·········· 46
　3.2.2 右心房肥大 ·········· 48
　3.2.3 双侧心房肥大 ·········· 49
　3.2.4 左心房和右心房肥大的质控标准 ·········· 50
3.3 病态窦房结综合征 ·········· 54
3.4 考究一刻 ·········· 58

目录

3.4.1 有没有窦性的早搏 ………………… 58
3.4.2 高度窦房传导阻滞存在吗 ………… 59
3.4.3 正常心电图的规范诊断 …………… 60

4 第2步 有没有激动起源异常 ………… 61

4.1 早搏和逸搏 …………………………… 62
4.1.1 早搏 ……………………………… 63
4.1.2 考究一刻 ………………………… 65
4.1.3 逸搏 ……………………………… 70

4.2 心房扑动和心房颤动 ………………… 72
4.2.1 心房扑动 ………………………… 72
4.2.2 心房颤动 ………………………… 76
4.2.3 考究一刻 ………………………… 79

4.3 室性心律失常 ………………………… 80
4.3.1 室性心动过速 …………………… 80
4.3.2 尖端扭转型室性心动过速 ……… 83
4.3.3 心室扑动 ………………………… 84
4.3.4 心室颤动 ………………………… 85

4.4 室上性心动过速 ……………………… 86
4.4.1 阵发性室上性心动过速 ………… 87
4.4.2 非阵发性心动过速（加速型自主节律）…………………………… 88

5 第3步 激动传导异常 …………………… 94

5.1 房室传导阻滞的心电图诊断 ………… 94

- 5.1.1 Ⅰ度房室传导阻滞的心电图特点 …… 96
- 5.1.2 Ⅱ度房室传导阻滞的心电图特点 …… 96
- 5.1.3 Ⅲ度房室传导阻滞 …………………… 99
- 5.1.4 考究一刻 …………………………… 100

5.2 室内传导阻滞 ………………………………… 101
- 5.2.1 右束支传导阻滞 …………………… 102
- 5.2.2 左束支传导阻滞 …………………… 103
- 5.2.3 左前分支传导阻滞 ………………… 104
- 5.2.4 左后分支传导阻滞 ………………… 105
- 5.2.5 考究一刻 …………………………… 108

5.3 预激综合征 …………………………………… 110

6 第4步 可描述的形态学改变 …………… 113

6.1 T波和ST段的描述性诊断 …………………… 114
- 6.1.1 T波 ………………………………… 114
- 6.1.2 ST段改变 …………………………… 116

6.2 心肌缺血心电图 ……………………………… 117
- 6.2.1 心肌梗死的分期 …………………… 119
- 6.2.2 心肌梗死的定位诊断 ……………… 123

6.3 急性冠状动脉综合征的3种心电图 ………… 130
- 6.3.1 ST段抬高型心肌梗死 ……………… 130
- 6.3.2 非ST段抬高型心肌梗死 …………… 134
- 6.3.3 不稳定性心绞痛 …………………… 137
- 6.3.4 考究一刻 …………………………… 138

6.4 ST段抬高的鉴别诊断 ………………………… 138

目录

- 6.5 考究一刻 ·············· 142
  - 6.5.1 ST 段抬高的心电图质控 ·············· 142
  - 6.5.2 QRS-T 同向是因为先除极的心室肌后复极吗 ·············· 143

7 第5步 是不是起搏心电图 ·············· **145**

- 7.1 起搏心电图的解读规律 ·············· 146
- 7.2 起搏器的编码 ·············· 149
  - 7.2.1 感知心房,起搏心室 ·············· 151
  - 7.2.2 心房心室续贯起搏 ·············· 151
  - 7.2.3 起搏心房,感知心室 ·············· 152
  - 7.2.4 心房和心室双感知 ·············· 153
- 7.3 起搏器的小历史 ·············· 155
- 7.4 起搏器心电图的判读顺序 ·············· 156
- 7.5 起搏器心电图的解读示例 ·············· 157
  - 7.5.1 常见起搏工作模式的心电图解读 ·············· 157
  - 7.5.2 心室融合波 ·············· 161
  - 7.5.3 起搏器的过度感知 ·············· 163
- 7.6 起搏故障心电图 ·············· 164
  - 7.6.1 起搏故障心电图 1 ·············· 164
  - 7.6.2 起搏故障心电图 2 ·············· 166
  - 7.6.3 起搏故障心电图 3 ·············· 167
- 7.7 起搏器介导的心动过速 ·············· 168
- 7.8 右心室心尖部与右心室流出道起搏的心电图 ·············· 171
- 7.9 考究一刻 ·············· 172

8 想一想,练一练 **176**
- 8.1 练习题 176
- 8.2 练习题答案及解析 194

9 心电图的危急值 **206**
- 9.1 长 R-R 间期≥4 s(儿童≥3 s) 207
- 9.2 平均心室率极低 210
- 9.3 室上性心动过速、心房颤动、心房扑动平均心室率≥240 次/分 211
- 9.4 室性心动过速:心室率≥150 次/分,并且持续时间超过 30 s;尖端扭转型室性心动过速 213
- 9.5 心室扑动、心室颤动 216
- 9.6 符合急性心肌梗死或变异型心绞痛样的心电图改变 218
- 9.7 窦室传导 221
- 9.8 QTc 间期≥560 ms 222
- 9.9 肺栓塞 225

10 认识一下 QRS 的异常 **229**
- 10.1 振幅降低 230
- 10.2 振幅增高 232
  - 10.2.1 左心室高电压 232
  - 10.2.2 右心室高电压 235
  - 10.2.3 高电压还是肥大 237
- 10.3 时程变宽 238

10.3.1　左束支传导阻滞 ·················· 238
10.3.2　右束支传导阻滞 ·················· 239
10.3.3　左前分支传导阻滞 ·············· 239
10.3.4　左后分支传导阻滞 ·············· 240

11 窄 QRS 心动过速的诊断与鉴别 ················ 242
11.1　窄 QRS 心动过速的三连问 ········ 242
11.1.1　是心动过速吗 ·················· 243
11.1.2　是窄 QRS 吗 ···················· 244
11.1.3　R-R 间期齐不齐 ············· 244
11.2　鉴别诊断流程图 ························ 244
11.3　临床处置要点 ···························· 249
11.4　咖迪一刻：折返的发现 ············ 252

12 试着找一找旁道长在哪里 ············· 256
12.1　旁道的定位原则 ························ 256
12.2　显性旁路位置判断规则应用 ······ 259
12.3　心电图定位的局限性 ················ 263
12.4　特殊条件下的预激 ···················· 263

13 宽 QRS 心动过速 ············· 266
13.1　宽 QRS 心动过速的心电图诊断 ············ 267
13.2　用于鉴别室性心动过速的几种主要的方法 ·············· 269
13.3.1　合并束支传导阻滞的心动过速的

　　　　鉴别方案 •••••••••••••••••• 269
　　13.3.2　Brugada 4 步法 •••••••••• 271
　　13.3.3　Verecki 4 步法 •••••••••• 273
　　13.3.4　Jastrzebski 积分法 •••••••••• 279

14　电解质紊乱的心电图 •••••••••••••••• **281**
14.1　血钾异常的心电图 •••••••••••• 281
　　14.1.1　低钾血症 •••••••••••• 282
　　14.1.2　高钾血症 •••••••••••• 285
14.2　血钙异常的心电图 •••••••••••• 288
　　14.2.1　低钙血症 •••••••••••• 289
　　14.2.2　高钙血症 •••••••••••• 291

15　离子通道异常的心电图表现 •••••••••••••• **294**
15.1　长 QT 综合征 •••••••••••••••• 295
15.2　Brugada 综合征 •••••••••••••• 298
15.3　儿茶酚胺敏感性室性心动过速 •••••••••• 301
15.4　短 QT 综合征 •••••••••••••••• 302

参考文献 •••••••••••••••••••••••••• **303**

1
心电图基础知识

引言

本书的主要对象为已经完成医学院学习、进入医院的临床医师,包括轮转医师和住培医师、长学制医学生和研究生,作为心电图图形临床解读的实践和提高。因此,这一章节实际为医学院教科书内容的复习,既是阅读本书的基础,也是本书内容的理论依据。

1.1 心电图的基本知识

(1) 心电图(electrocardiogram):心电图是心肌产生电位变化的体表记录。心电图心脏所产生的电活动可通过心电图机在体表被检测到,在两个体表部位放置电极,用导线连接至心电图机,所描记出心脏生物电活动的一系列曲线,即称为心电图。

(2) 心电图的作用：心电图主要用于诊断心律失常，可以显示心肌缺血、损伤和坏死；也可以提示电解质异常和心脏结构或位置异常。

(3) 心电图的缺点：对心脏功能状态不能直接显示，对于大多数心律失常以外的诊断均不能作为诊断的"金标准"，必须结合临床资料综合分析，才能发挥其辅助诊断作用。

1.2 心电发生的原理

(1) 极化(polarization)：静息的心肌细胞保持于极化状态，细胞膜外侧呈正电荷，细胞膜内侧呈负电荷，两侧保持平衡，不产生电位变化。

(2) 除极(depolarization)：当心肌细胞一侧的细胞膜受到一定程度的刺激（阈刺激）时，其对钾、钠、氯、钙等离子的通透性发生改变，引起膜内外正、负离子流动（主要是钠离子内流），使细胞内外正负离子的分布发生逆转，受刺激部位的细胞膜出现除极化，使膜外侧呈负电荷而膜内侧呈正电荷，即产生动作电位。

(3) 复极(repolarization)：此时若将检测电极置于体表一定位置，可测得一定的电位变化。在对向细胞除极方向的电极处，可测得正电位而描出向上的波；而于背离细胞除极方向的电极处，则可测得负电位而描出向下的波。心肌细胞完成除极后，继之出现极化状态的恢复过程称为复极化。从而就单个心肌细胞而言，出现与除极数量相等而方向相反的电位变化。

1.3 正常心电图

正常心电活动(图1-1)起源于窦房结,沿心脏的特殊传导系统的通道下传[窦房结、结间束、房间束、房室结、房室束或希氏束、左束支、右束支、浦肯野(Purkinge)纤维网所构成],先后引起心房和心室的兴奋,在心电图上可呈现一系列波形,称为P、Q、R、S、T及U波。

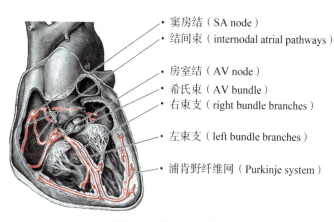

图1-1 正常心电活动

(1) P波:心电图上出现的第1个波形,称为P波,反映心房的除极过程。

(2) P-R段:P波终点至R波起点,反映心房的复极过程及房室结和房室束的电活动,P波与P-R段合计为PR间期。

(3) QRS波群:反映心室除极的全过程。其中Q波的定义为QRS波群中,第1个向下的波形,如果其前方存在向上的波,即便非常小,该向下的波即称为"s"波。

(4) ST段:为QRS综合波之后位于基线上的一个平段,其后出现向上或向下转折的一个圆钝而较大的波称T波。ST段、T波分别代表心室复极的缓慢期和快速期的心电活动。

探查电极与除极方向的位置关系对心电图的影响:心肌除极时,正电位在前,负电位在后,其探查电极位置不同,可得到不同的心电图波形。①探查电极迎着除极方向,出现直立波。如心电图中的R波。②探查电极背着除极方向,出现倒置波。如心电图中的QS波。③探查电极介于除极和末除极之间,出现双向波。如心电图RS波。

1.4 常规心电图导联

引导心脏电流至心电图机的连接线称为电极。通过这些电极,在心电图机内计算出电流形成的各个位置称为导联。心电图机器有10个电极,其中4个肢体电极,6个胸前电极,但是心电图有12个标准导联,包括6个肢体导联和6个胸导联,在特殊情况下,加上右胸3个导联,左后侧3个导联,一共18个导联。

(1) 目前,临床上常用的导联分类如下。

1) 肢体导联:为心电活动反映到人体额面上的导联,有双极肢导联和单极肢导联之分。包括双极肢体导联Ⅰ、Ⅱ、Ⅲ及加压肢体导联 aVR、aVL、aVF。其电极主要安放于 3 个部位:右臂(R)、左臂(L)、左腿或右腿(F/N)。连接此 3 点即成为所谓爱因多芬三角(Einthoven 三角)(图 1-2)。

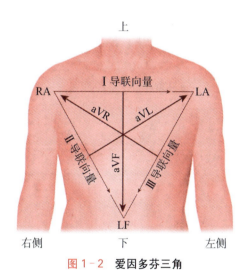

图 1-2　爱因多芬三角

由爱因多芬三角得到的启示:①LF 即两只脚上的导联差不多,所以有时做心电图只夹一只脚;②Ⅰ、Ⅱ导联与心房和心室的综合除极方向同向(右上到左下),而 aVR 导联恰好全部逆于心脏活动方向,记录到与心脏除极方向相反的负相 P 波和 rS 波,故 aVR 导联为负向(图 1-3)。

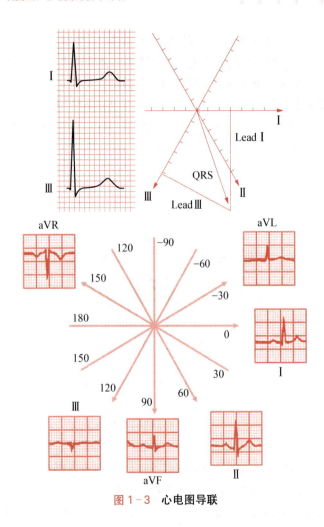

图1-3 心电图导联

2）胸导联：属单极导联，正电极安放于胸前固定的部位，另将肢体导联的3个电极各串－5KΩ以上的电阻（以减少皮肤接触电阻差别的影响),然后将三者连接起来,构成"无干电极"。如此可使电位接近"0"电位而较稳定,设定为导联的负极。各导联分别按其正极部位称为 V_1、V_2……V_6 导联(表 1-1、1-2,图 1-4)。

表 1-1 导联符号及作用

导联符号	正极位置	负极位置	主要作用
V_1	胸骨右缘第 4 肋间	无干电极	反映右心室壁改变
V_2	胸骨左缘第 4 肋间		反映右心室壁改变
V_3	V_2 与 V_4 边接线的中点		反映左、右心室移行变化
V_4	左锁骨中线与第 5 肋间相交处		反映左、右心室移行变化
V_5	左腋前线 V_4 水平处		反映左心室壁改变
V_6	左腋中线 V_4 水平处		反映左心室壁改变

表 1-2 右胸导联及后壁导联

导联	导联符号	位置
右胸导联	V_3R	右胸对称的 V_3 位置
	V_4R	右锁骨中线第 5 肋间
	V_5R	右腋前线与 V_4R 等高
后壁导联	V_7	左腋后线与 V_4 等高
	V_8	左肩胛中线与 V_4 等高
	V_9	左脊柱旁线与 V_4 等高

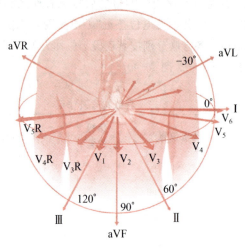

图 1-4　心脏投射导联

(2) 心电图纸的划线与定标:心电图大多是直接描记在由横线和纵线交错而成的纸上,小方格的各边均为 1 mm。

1) 横线:代表时间,用以计算各波和各间期所占的时间。常见心电图纸移动速度为 25 mm/s,所以,每 1 mm(1 个方格)代表 0.04 s。

2) 纵线:代表电压,用以计算各波振幅的高度与深度。当输入 1 mV 电压能使定准电压曲线移位 1 cm 时,1 mm(一小格)代表 0.1 mV。若在描记时发现波形振幅过大,可以将定准电压调整为 1 mV 等于 0.5 cm(即电压减半),此时,每 1 mm 则代表 0.2 mV。

1.5 各波振幅及时间的测量

先要检查标准电压的数值及纸的运行速度,如精准无误方可进行测量。在测量各间期时应选择基线平稳波形大而清楚的导联。

(1) 时间的测定:应自波的开始部内缘量至波的终止部内缘。

(2) 振幅的测定:高度(向上波)应自基线(等电位线)的上缘垂直测量到波形的顶点。深度(向下波)自基线的下缘垂直测量到波形的顶点。深度(向下波)自基线的下缘垂直测量到波形的最低点,所测的振幅以 mV 表示。

1.5.1 心率的测量

一般指心室率,测量 P-P 或 R-R 间隔的时间(一个心动周期的时间)用秒表示之,再以此去除 60,即为心率(图 1-5)。

例如,R-R 间隔为 0.6 s,则心率 = 60/0.6 = 100 次/分

如有心律不齐,则需测量 5 个以上的 P-P 或 R-R 间隔,取其平均值,然后算出心率。

1.5.2 ST 段的测量

通常自 J 点(S 波的终点与 S-T 段的起点交接处)后

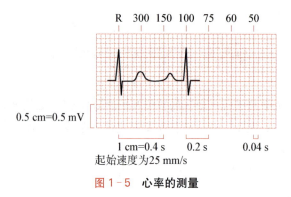

图 1-5 心率的测量

0.04 s 处的一点进行测量。当 ST 段抬高时,测量其抬高的程度,应从等电位线上缘量至 S-T 段的上缘进行测量,测量 ST 段下降的程度,应从等电位线下缘置 ST 段的下缘。

1.5.3 心电轴的测量

心肌除极和复极过程中的电活动,即有方向,又有数量,称为向量。

心脏由无数心肌细胞所组成,心房、心室在除、复极过程每一瞬间的电活动可认为是由组成它们的单个心肌细胞电活动的综合,这一综合向量分别称心房、心室的综合向量。心电向量的大小和方向在除极、复极过程中是不断改变的,但在每一心动周期中均存在一个最大综合心电向量,称为平均心电轴。

习惯上将心室除极过程中 QRS 波群的电轴称平均心电

轴。心电轴与Ⅰ导联形成一夹角，其正常值可变动于$-30°\sim+90°$，$<-30°$者为电轴左偏，$>90°$者为电轴右偏，一般可根据Ⅰ导联和Ⅲ导联的QRS波群的主波方向作出简易判断。如果Ⅰ导联以R波为主、Ⅲ导联以S波为主，则提示心电轴左偏（"背道而驰是左偏"），若Ⅰ导联以S波为主，Ⅲ导联以R波为主，提示心电轴右偏（"针锋相对是右偏"），Ⅰ、Ⅲ导联均以R波为主，表示心电轴不偏。

(1) 正常心电图，Ⅰ导联和Ⅲ导联，QRS以R波为主，表示心电轴不偏；

(2) Ⅰ导联和Ⅲ导联"背道而驰是左偏"；

(3) Ⅰ导联和Ⅲ导联"针锋相对是右偏"。

1985年，WHO关于心电轴的标准如下。正常：$-30°\sim+90°$；左偏：$-30°\sim-90°$；右偏：$+90°\sim+180°$；极度右偏：$+180°\sim+270°$。

1.6 心电图各波段的正常值

1.6.1 P波

为心房的除极波形，反映左右两心房的电激动过程。正常时，P波通常在Ⅱ、aVF，$V_3\sim V_6$导联直立，其中以Ⅱ导联振幅最高，aVR导联倒置，$V_1\sim V_2$可呈双向，倒置或低平。时间上一般不超过0.11 s，电压上，肢体导联≤0.25 mV，胸导联≤0.2 mV。

1.6.2 P‑R间期

由P波起点到QRS波起点相隔的时间,为心房开始除极至心室开始除极的一段时间。成人心率在正常范围时,P‑R间期为0.12~0.20 s。P‑R间期随心率和年龄而异,老年人的心率缓慢,P‑R间期可能长达0.21~0.22 s。P‑R间期延长见于房室传导阻滞,缩短见于预激综合征。

1.6.3 QRS波群

为心室肌除极的波形。激动在心室内传导,由室间隔开始,然后经心尖部、心室外壁,最后达心底部。

最先除极的是室间隔左侧,继而自左向右传导向室间的右侧。按照探查电极对着正电位描出向上波,对着负电位描出向下波的原则,在右侧胸前导联(V_1)引起一个小的向上波(V波),在左侧胸导联(V_5~V_6)引起一个小的向下波(Q波);接着室间隔,左右心室及心尖部开始除极,由于右心室间隔较左心室间隔薄,当右心室壁除极将结束,在室壁尚在继续除极,此时在V_1、V_2导联则形成较深的向下波(S波),而在V_5、V_6导联则出现高大的向上波(R波),最后左心室后基底部除极时,描记到一个小的向下波(S波)。

QRS的一般规律是:正常人的胸导联自V_1~V_6,R波逐渐增高,S波逐渐减小(图1‑6)。

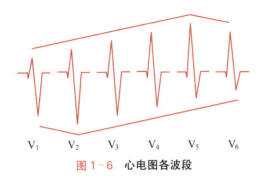

图1-6 心电图各波段

如果 V_3 导联呈 rS 型,V_5 导联的 S 波常变深,即应该在 V_1 出现的形态出现在 V_3,提示心发生顺钟向转位;若 V_3 导联出现 Rs 型,即应该在 V_5 出现的形态出现在 V_3,提示心脏发生逆钟向转位。也可以这样记:正常情况下 V_3、V_4 时出现"振幅 R=S",若"R=S"出现在 V_1、V_2,则为逆钟向转位,若"R=S"出现在 V_5、V_6,则为顺钟向转位(图1-7红色箭头为振幅 R=S 的导联所处位置。这个视角与 CT 的视角相同,头在平面里,脚在平面外,背在下,胸在上)(图1-7)。

(1) QRS 时限:成人为 0.08~0.12 s,儿童为 0.04~0.08 s,QRS 波群或室壁激活时间(VAT)延长提示心室肥大或心室内传导阻滞。

(2) QRS 振幅:

1) 在加压单极肢体导联,aVL 导联 R 波不超过 1.2 mV,aVF 导联 R 波≤2.0 mV,振幅增加可能为左心室肥大。aVR 导联的 R 波正常时≤0.5 mV,超过此值,可能为右心室肥大。

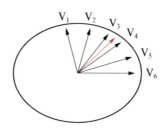

无转位的正常心电图

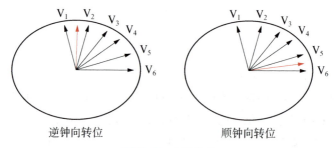

逆钟向转位　　　　　　　　顺钟向转位

图1-7　**心脏转位**

注：心脏转位和电轴偏向是两个不同的概念。

2) 如果肢体导联中每个QRS波群电压（Q或S与R的绝对值之和）均<0.5 mV时称低电压，见于肺气肿、心包积液、全身水肿及心肌损害等，也有少数正常人，个别导联的QRS波群振幅很小，并无意义。

3) 在胸导联，V_1、V_2 导联呈rS型，R/S<1，R_{V_1}≤1 mV，V_5、V_6 导联主波向上，呈qR、qRs、Rs或R型；R≤2.5 mV、R/S>1，在V_3 导联R波同S波的振幅大致相等。

4) Q波：除Ⅲ、aVR、aVL导联外，其他导联Q波的振幅不得超过同导联R波的1/4，时间≤0.04 s。正常人V_1、

V_2 导联不应有 q 波,但可以呈 QS 型,V_3 导联极少有 q 波,V_5、V_6 导联常可见正常范围的 q 波。

5) J 点:QRS 波群的终末部分与 S-T 段起始的交接点。

6) ST 段:代表心室除极结束至复极开始。正常 ST 段为一等电位线,可以轻微向上或向下偏移,但在任一导联 ST 段向下偏移,不应超过 0.05 mV。ST 段向上偏移,在肢体导联与胸导联 V_4~V_6 均不应超过 0.1 mV,V_1~V_3 导联不应超过 0.3 mV。

1.6.4　T 波

为心室的复极波形。T 波正常形态是从基线开始缓慢上升,然后较快下降,形成前支较长,后支较短的波形。

在正常情况下,T 波的方向与 QRS 波群主波的方向相一致。在 Ⅰ、Ⅱ、V_4~V_6 导联直立,aVR 导联倒置,Ⅲ、aVL、aVF、V_1~V_3 等导联可以直立,双向或倒置,若 V_1 导联直立,V_3 导联就不应倒置。

在 R 波为主的导联中,T 波不应低于同导联 R 波的 1/10。胸导联的 T 波有时可高达 1.2~1.5 mV,但 V_1 导联的 T 波一般不超过 0.4 mV。正常人可以出现 T 波增高,但 T 波增高也见于心肌梗死早期与高血钾等,要注意结合临床进行诊断。

1.6.5　QT 间期

QT 间期是从 QRS 波群开始至 T 波终末,代表心室除极与复极所需的时间。

QT间期的长短与心率的快慢有密切关系,心率快,QT间期越短;反之,则越长。心率在60～100次/分时,QT间期的正常范围应在0.32～0.44s。QT间期延长见于心肌损害、心肌缺血、低血钾、低血钙等情况。QT间期缩短可见于高血钙、洋地黄效应等。

1.6.6　U波

U波机制不清,可能与浦肯野纤维复极有关。

U波与T波同向,在T波0.02～0.04s后出现,振幅很小。U波升高可见于低钾血症或药物影响;U波倒置可见于高血压病,瓣膜病致左心室肥大。

1.7　咖迪一刻:爱因多芬的小历史

在医学史上可以与X线的发现和应用相媲美的发明只有心电图。心电图发明以来,因为其实用、无创、简便、精准和廉价等特点在临床广泛应用,已经拯救了无数人的生命。

所有划时代的发明背后都有一个灵感闪耀的天才。今天就为大家介绍这位被称为"心电图之父"的天才——荷兰医学家威廉·爱因多芬(Willam Einthoven)(图1-8)。他因为发明心电图获得了1924年诺贝尔生理学及医学奖。

爱因多芬1860年5月21日出生在印度尼西亚三宝垄

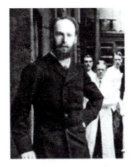 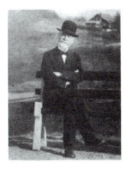

图1-8 威廉·爱因多芬(1860—1927)

的一个大庄园里。当时印度尼西亚属于荷兰的殖民地,他的父亲是爪哇岛中北岸海港三宝垄市部队医院的一名医师,是西班牙裔犹太人。父亲在他6岁时去世,4年后其母亲带着她的6个孩子搬迁到荷兰的乌得勒支市。

爱因多芬回到荷兰后,1879年入乌得勒支大学医学院。师从病理学家及眼科专家F.C.杜德教授。杜德毫无保留地对爱因多芬言传身教,将自己珍贵的研究资料送给了他,并且再三对他说:"目前科学界对心脏研究得还不够,希望你以后致力于这方面的探索。"爱因多芬听从了恩师的建议,开始了对心脏的研究。1885年,爱因多芬获医学博士学位。1885年,他来到莱顿学院,任病理学教授,进一步对自己的课题进行研究。1887年,沃勒首先研制出记录生物电的仪器——毛细管电位计,记录了人类第1份心电图。但是,该电位计测量瞬间变化的生物电,诸如心电的效果很不理想。为了探求心电电子描记器的机械原理,爱因多芬转入物理系苦苦钻研。1901年,爱因多芬设计的弦线式电流计问世。

1903年,他首次发表了"一种新的电流计"的论文,并获广泛承认。1906年,他提出双极导联的概念和等边三角形学说,立即得到公认。1908年,他发表了"心电图新认识"的论文,阐述了他记录心电图的临床经验轰动世界,一举成名。之后的心电图不断地被改进,直到1942年发展成我们今天看到的标准12导联心电图。

对于这些天才,我们总想从他们身上发现点什么以便我们可以离他们更近一些。他天才的智慧、非凡的才能是我们所不能及,但是有以下3个特点我们可以学习。

勤奋。眼科学专业毕业的他,其后的研究范围涉及呼吸器、神经、生物电及遥控技术等(图1-9),专研各类相关学科:物理学、生物学、电学,正因为跨学科的渊博知识才蹦出无数的灵感并成功实现,没有被自己的专业知识所限制。

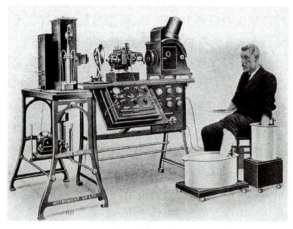

图1-9　威廉·爱因多芬行心电图检查

谦虚。即使后来名满天下的时候,常常自喻为"一个非常普通的小教授,虽然在工作中尽职尽能,但有时还是不能胜任自己的工作"。在接待访客或在会议期间与其他科学家相聚时,不论对方的年龄和职位如何,他总是非常友好,礼貌相待。

分享。他在诺贝尔获奖演讲结束时说:"心脏病的科学进入了新的篇章,它不是靠一个人的工作,而是许多天才的科学家,超越了任何政治藩篱,潜心专研而成。他们在世界各地,为了科学的进步,为了达到造福于深受疾病折磨的人类的目标,贡献了全部的精力。"他总是把众人的功绩放在第1位,把自己看成是战斗队中的一个成员。因此,还将1924年诺贝尔奖金的一半赠送给已去世的技术员的亲属。

爱因多芬的父亲在他6岁时候去世,年幼的爱因多芬是由一位中国阿妈洪氏带大的。1864年,爱因多芬进入上海的法童公立学校,上了6年小学。他还独自随洪妈去她的广东老家住了一段时间。在爱因多芬17岁时,洪氏因心脏病离开了人世。据说这一定程度上促使他从病理学和眼科学转而攻克心脏病方向。

在自传里,爱因多芬编译了不少广东童谣,表达了对中国的特殊好感。1925年,爱因多芬重回印度尼西亚,看望长眠在那里的洪妈。2年后,67岁的爱因多芬因腹部肿瘤逝世。

2
心电图的 5 步判读法

引言

心电图发明至今已经有 100 年的历史,但在临床上,仍然为最重要的辅助检查之一,而对于心血管疾病的诊断和评估来说,几乎是必不可少的。解读心电图,识别重要的心电图改变,是医师应该具备的基本技能之一。简单说,只要是医师,就应该能简单解读心电图。解读心电图的技能,和医师的问诊技巧、体格检查及心肺复苏等同等重要。

但是心电图却恰恰是住院医师最头痛的一项技能,每年在住培或者医师执业考试中,都有住院医师在心电图上"翻船"。

说起来心电图应该是医学生在医学院学习时就应掌握的技能,毕竟在《诊断学》中就开始接触心电图。作为住院医师,从诊断学,到内科学,到医院见习、实习,其实已经多次学习心电图,但是在实际应用中,竟然还是不会解读一张最简单的心电图。

2 心电图的5步判读法

因此,现在住院医师的培训中,心电图的解读成为一种常规的岗前培训。有一次,在临床心电图的解读一课上完之后,我问学生,看过了我集中挑选的这几十张图片,是不是会对于心电图的解读有一些进步了呢?因为那些图形,都不是"标准"的教科书式的心电图,而是来自临床真实病例的心电图,进入医院的学员,应该经历过各种阶段的心电图学习,所以重新看过这些心电图,应该会有很大的提高。

"老师!"学员小张医师打断了我,"我有两个问题,一个是,为什么每一次听过心电图的课程,或者学习过心电图知识的当时,都觉得自己已经完全明白了,而且已经会看图了,但是只要过一段时间,这些知识就会完全消失,又回到完全不会看图的地步?"

没等到说完,大家一下子都交头接耳起来,大家纷纷赞同,没想到这个问题具有这么大的共性,得到这么大的共鸣。我正想着怎样回答,小张接着问道:"有没有什么诀窍,可以让我们快速掌握心电图的解读?"说着,小张拿出了一张心电图,对着听课的住院医师说,大家看一看,这个心电图的诊断是什么(图2-1)?

"完全性右束支传导阻滞!"刚刚进行过培训,在场的住院医师举手道。

"还有,左心室高电压!"另一位学员补充道。

"……"还有学员在举手,但是小张示意大家先不要发言,而是转向我,问道:"老师,您来看看,这个心电图不讲描述,有哪些诊断?"

我愣了一下,仔细看了看这张图,然后慢慢地说:

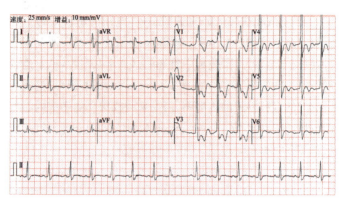

图 2-1 该心电图如何诊断

"如果单讲诊断的话,有这些:①窦性心律;②偶发室性早搏;③完全性右束支传导阻滞;④左心室高电压;⑤胸前导联 ST 段压低合并 $V_{2\sim4}$ 导联 T 波倒置。"

"对,这就是我的第 2 个问题,我们在看一张心电图的时候,怎样入手,有没有什么规律性,可以防止在心电图描述和诊断漏下重要的内容?就像这张心电图,其实很多人一眼都可以看出好几个诊断,但可能大部分人的诊断都不完整。如果在考试或者答题中,漏了诊断,几乎就全错了。怎样可以做到正确的同时,还能兼顾到完整性呢?"

2.1 怎样把心电图的解读记到脑子里

虽然心电图是一种图形,但这种图形的特征遵循一定的规律。因此,心电图的内容相对单一,通过这些内容可以解读心脏的活动情况。但是心电图另外一个重要的特点是具有时间属性。每一个图形都包含着心动周期及做心电图的那一段时间里面的信息。所以,心电图也是随着心跳和患者情况的变化而千变万化的。心电图本身是一张有些"简单的图形",但是在里面还有医学科学的原理。所以,解读心电图就包含了对图形的认知和对于不同心脏病理状况带来心电活动改变的认知。

心电图的解读特殊之处在于,这是一种牵涉两侧大脑的学习方式。多数疾病或者诊断技能的学习,是一种左脑学习,可以通过不停背记相应疾病的改变特点来进行学习应用。但是心电图的学习,单靠左脑学习是不够的。例如,背下了"各导联P波消失,代之以振幅、间期较恒定的心房扑动波,频率为250~350次/分。心房扑动波首尾相连,呈锯齿状,心房扑动波之间无等电位线"就是心房扑动的心电图特点,但是很多医师会发现,某天突然遇到这样一张心电图时,还是无从下手。

心电图同时是一种右脑学习模式。来看下面这张心电图(图2-2)。

大概不少医师都会觉得这个心电图似乎没有什么特别的问题。但具体描述心电图来说明这是一张没有问题的心电图,却不知道如何下手。这张图形是窦性心律,各导联波形在正常范围内的图形。

一张心电图最好的解读思路是,从心电图的"印象"到寻找相应解释,描述图形,最后给出诊断。这就要求医师要看

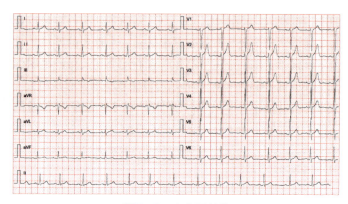

图 2-2 心电图判读

到过足够数量的心电图,以右脑学习的模式留下"印象",然后反复练习在左脑寻找证据的两侧大脑半球交互,最后才能避免"学的时候似乎都记住了,但是用的时候什么都想不起来"。这种情况往往就是因为右脑没有留下足够的图形,两侧半脑没有充分联系所致。从医学生到医师,心电图的左脑知识是很充分的,如何能够充分利用好这个"理论知识库",就需要看到足够的图形。

想要熟练地解读心电图,需要在一定时期内,阅读到足够多的各种各样的心电图,并且要确保这些心电图都来自临床真实情境,不能仅有教科书式的单一诊断,还要有多种情况相合并的情况,这样才能真正地跨过心电图的学习曲线,掌握心电图的解读。

这个学习曲线上的心电图解读数量,根据每个人的学习方法和知识程度稍有不同,大致在整个住院医师的培养期间，如果能够规范读图 200 张以上，一般即可跨过学习曲线，之后一般心电图的解读不太会存在困难，面对心电图的测评考试，也不会存在障碍。就像一个人学习骑自行车，单纯靠理论是不够的。直接开始骑车，边学边体会才是最好的开始。在短时间内，在自行车上骑满一定时间，才是真正学会骑车的方式，之后一般都能终身掌握骑车的技能。即便很长时间不骑车，如果再有机会骑到自行车，稍加练习，就能顺利上路。

我们学习心电图也一定要有技巧，把心电图解读的方法记到脑子里。

2.2 心电图报告示例

2.2.1 心电图的解读步骤

心电图的临床解读分为两个部分。一部分是对于各种波形和波形规律性的识别，即 P 波在各个导联是怎样的，QRS 波在各个导联是怎样的，ST-T 在各个导联是怎样的，心率和心律又分别是怎样的，等等。从《诊断学》开始的教科书中，已经反复讲述这些内容。

另一部分，就是按照怎样的顺序来解读。在教科书中很少提及怎样解读一张临床上的心电图。请看下列的心电图（图 2-3），并做出相应解读。

无疑，这是一张非常复杂的心电图，最终心电图的报告是：

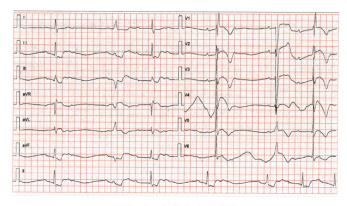

图 2-3 复杂心电图判读

(1) 窦性心动过缓(58 次/分);
(2) 频发房性期前收缩(早搏)未下传到心室;
(3) Ⅱ度Ⅰ型房室传导阻滞;
(4) 室性逸搏;
(5) 完全性右束支传导阻滞;
(6) ST-T 改变($V_2 \sim V_5$ 导联 ST 段抬高 0.5~1.5 mm,合并 T 波双向)。

心电图专业人员出具的报告就是标准答案。临床上的心电图,无法像教科书一样,清晰及单一,可能合并多种情况。我们反过来从一张合格的报告的角度,来看怎样做出解读,就能看到临床心电图的一些要求。

2.2.2 考究一刻:心电图描记的要求

(1) 保证记录质量:保证拿到的心电图清晰、正确,是正确解读心电图的基础。要尽可能地消除影响心电图记录的因素,若有影响的特殊情况(如导联安放部位皮肤软组织感染),需在检查报告予以注明。

(2) 有效记录时间:心电图本身带有时间的属性,一定要保证心电图有效记录时间≥10 s。特殊情况应增加记录时间,尤其是在心率缓慢的患者,以及在描记中出现一过性异常的患者,要增加观察和描记的时间,摘取重要的部分进行打印分析。对于合并传导阻滞的患者,要尽可能分析长导联的心电图。

(3) 正确安放导联:确保 Ⅰ、Ⅱ、Ⅲ、$V_1 \sim V_6$($V_7 \sim V_9$)的正确安放,做出一张正确的心电图。左右手接反、手脚接反的图,要能识别。比如下面这张图,aVR 导联正向、Ⅰ 导联负向,所以为左右手接反(图2-4)。

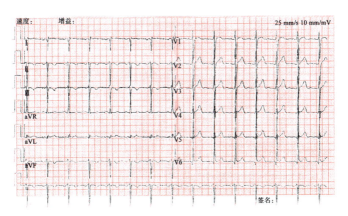

图2-4　左右手接反心电图

（4）心电图需要增加描记的特殊情况（参考《上海市心电图质量控制手册》）。

Ⅱ、Ⅲ和aVF导联上P波倒置或负正双相，且PR间期＞120ms时，须加做增快窦性心率后的心电图（如坐位或仰卧起坐等方法），以区别游走节律，还是其他的异位节律。

怀疑为急性下壁心肌梗死时，须加做后壁及右胸导联心电图，即做18导联心电图。如V_6导联R波电压降低或伴Q波较深、V_1导联联R/S＞1或伴T波直立、V_1～V_3导联ST段深压低伴T波深倒置等，须加做V_7～V_9后壁导联心电图，以除外合并后壁心肌梗死；如V_1导联ST段弓背样抬高0.5～1mm，须加做V_3R～V_5R右胸导联心电图，以除外合并右心室心肌梗死。

Ⅲ和aVF导联有异常Q波时，须加做深吸屏气后心电图，以排除横位心脏所致的异常Q波。

V_1～V_3导联QRS波群呈QS型时，须在正常位置低1肋或低2肋处加做心电图，以除外肺气肿、肺心病或心脏位置对心电图的影响。

V_1～V_6导联R波递增不良或V_1、V_2导联QRS波群呈qrs型时，须在V_1、V_2之间，V_1高1肋及低1肋，V_2高1肋及低1肋处加做心电图，以排除局限性心肌病变，如小面积的心肌梗死等。

V_1导联呈不典型右束支阻滞时，应加做右胸导联心电图以区别右心室肥大或逆钟向转位。

关于 VE 导联：VE 导联为特殊加做的导联,位于剑突下,常用来观察前间壁与下壁的心电活动。在 V_1 导联 r 波完全看不到时(呈 QS 型),此时需要加做 VE 导联,可以观察到 r 或者 R 波;如果未发现向上的起始向量,要考虑前间壁缺血。

在Ⅱ、Ⅲ、aVF 出现异常 Q 波时,须加做 VE 导联还可以用于鉴别下壁的心肌梗死(VE 仍呈 QS 型),还是单纯的右心功能异常。此时,可以加做 VE 来判断下壁梗死的范围。

2.3 心电图解读的正确打开方式

2.3.1 心电图解读的 5 个步骤

心电图的解读方式有很多。例如,是不是先看 P 波,是不是先看心跳的速度,或者看心跳是否整齐,但是每个方式都不够清晰明确。正确的解读方式应该是问自己以下 5 个问题,按照顺序回答一遍,基本上就可以完整得到心电图的诊断(图 2-5)。

(1) 主导心律是什么？
(2) 是否存在激动起源异常？
(3) 是否存在激动传导异常？
(4) 是否有可描述的形态学异常？
(5) 是否为起搏器心电图？

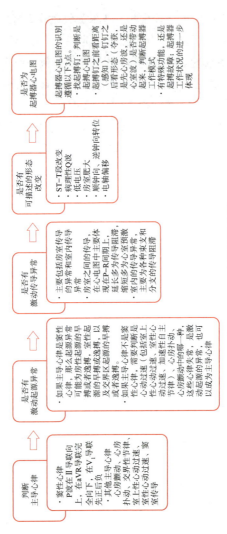

图 2-5 心电图解读步骤

请大家根据上述5个步骤,来解读下面这张心电图(图 2-6)。

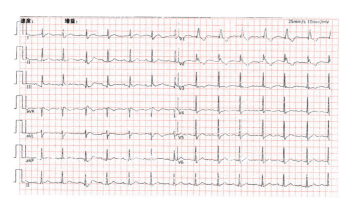

图 2-6 心电图解读分析

第1步,看主导心律,是不是窦性心律?如果是,那么是否在窦性心律的合理范围内?这张心电图中,存在窦性P波(详见相应章节),是窦性心律,心率在正常范围内,不存在窦性心动过速或者窦性心动过缓。

第2步,是否存在激动起源异常?异位的起源异常指心房来源(例如,房性早搏)、心室来源(室性早搏),其他起源(各种心动过速)等,在这张图中都没有发现。

第3步,看看是否存在激动传导异常?传导的异常,在心电图中可以看房室传导和心室内传导。房室的传导主要看P-R间期,心室内传导主要看QRS的形态和间期,即是否存在房室传导阻滞和束支传导的异常。图2-6中,P-R间期>0.22 s,存在Ⅰ度房室传导阻滞,同时,V_1导联主波向上,且呈 M 型,V_5 导联 s 波粗钝,QRS 波增宽,考虑合并完全性右束支传导阻滞。

第 4 步,有没有可以描述的形态改变?重点是 ST-T 的改变,尤其是特定心壁相应导联的 ST 段改变和胸前导联 T 波异常,例如高尖或者倒置,在图 2-6 上都不存在。V_3、V_4 导联 T 波低平,其余 T 波未见明显异常,可以不进行描述。

第 5 步,是否起搏心律?图 2-6 中,未见到起搏钉,也不符合起搏可能出现的相应图形(详见相应章节),不予考虑。

因此,图 2-6 这张心电图完整的诊断就是:①窦性心律;②完全性右束支传导阻滞,Ⅰ度房室传导阻滞。

经过这样的思维顺序,一般的心电图解读就变得有规律可循,并且可以做到尽可能不遗漏重要的心电图诊断。

在本书后继章节中,会就这 5 个步骤的内容,做详细讲解,但是要从现在开始,牢记这 5 个步骤,在遇到任意一张本书中出现的,或者临床工作中遇到的心电图时,都要把这 5 个问题问一遍,反复练习,就可以达到心电图解读的左右脑同步,心电图的学习也就不太会被反复遗忘了。

2.3.2 心电图文字报告的要求

根据中华医学会心电生理和起搏分会、中国医药生物技术协会心电学技术分会草拟的《心电图报告格式和诊断名词、术语规范化建议(草案)》要求,根据心电图特征对疾病诊断的准确程度不同,将心电图诊断名词的书写,分为3类。

第Ⅰ类:单凭心电图特征就能明确的"心电图诊断名词",如窦性心动过缓、心房扑动等;

第Ⅱ类:心电图缺乏特异性,不能明确为某一特定疾病,采用真正的"描述性诊断名词",如ST段抬高、压低,T波高尖、低平等;

第Ⅲ类:必须结合临床与心电图特征方能给予诊断的心电图名词。如,布加(Brugada)综合征、急性心肌梗死。作为临床医师,这一类诊断参考患者的病史、体格检查及相关的辅助检查可以确立诊断;但是就单纯看一张心电图,不能进行直接书写。

因此,在解读一张心电图时,要考虑到看到的一些波形的改变,其诊断分为精确诊断、描述性诊断和结合临床的诊断。在作出判读结果之前,要确认下,所给出的是属于哪一种类型的诊断。如果是第Ⅱ类或者第Ⅲ类,就先给出描述性诊断,而不需要精确诊断。

2.4 需要注意的8种心电图危急值

危急值是指可以导致患者产生严重的血流动力学变化甚至危及生命的心电图改变,需要医师高度警惕,立即进行处理的心电图改变。这些是真正需要立即做出判断的心电图。临床医师发现心电图改变达到危急值标准以后,应当立即进行危急值报告并登记。

心电图的危急值一共有三大类8种图形,本书中有单独章节给出相应的心电图,包括以下。

2.4.1 太快了

(1) 室上性心动过速、心房颤动、心房扑动,平均心室率≥240次/分;
(2) 室性心动过速,心室率≥150次/分,且持续超过30 s;尖端扭转性室性心动过速;
(3) 心室扑动、心室颤动。

2.4.2 太慢了

(1) 长R-R间期≥4 s(儿童≥3 s);
(2) 平均心室率:成人≤30次/分,儿童≤40次/分,婴儿≤50次/分。

2.4.3 可能有临床问题

(1) 符合超急性、急性心肌梗死或变异型心绞痛样的心电图改变;
(2) 提示窦室传导;
(3) QTc间期≥560 ms。

如果临床上遇到上述任意一种情况,都需要高度警惕,对心电图反复进行解读和鉴别,并反复进行心电图解读的5

个步骤,以免遗漏重要诊断。

心电图的异常现象的数量并不多,令人感觉复杂的主要是缺乏解读的规律性,加上各种诊断的合并出现,如果东打一耙,西打一耙,不但非常混乱,而且容易造成重要遗漏。按照上述 5 个步骤原则,理解心电图学习的左右脑并用的特点,规范诊断的书写,就一定能够快速上手,正确解读心电图,并终生不忘。

2.5 咖迪一刻:扒一扒心电图的历史

2.5.1 心电图发展史

(1) 沃勒(A. Waller,1856—1922),英国杰出生理学家。生于法国巴黎,卒于伦敦,圣玛丽医院生理学教授。1887 年,用汞毛细管静电计记录了人类第 1 份心电图。

(2) 爱因多芬,荷兰杰出生理学家。生于印度尼西亚的爪哇岛,卒于荷兰的莱顿(Leiden),莱顿大学生理学教授。爱因多芬改进了汞毛细管静电计成为弦线式电流计——记录到人类更为精细的心电图,并命名心电波为 P、Q、R、S、T 波。

1903 年发表论文"一种新的电流计",记录的心电图和波形的命名法得到广泛承认——确立 1903 年为心电图开始应用时间。之后发现 U 波。

1913 年,提出著名"爱因多芬三角"论,同年创立标准双极肢导联记录系统。

1924年,获诺贝尔医学奖对心电图理论和记录技术的贡献,被誉为心电图之父。

(3) 文克白(Wenckebach,1864—1940),荷兰内科学教授,一代心电学宗师。1898年发明并使用脉搏图;1899年,发现文氏现象;1902—1903年,发现心房脱落波;1906年,命名该现象为窦房阻滞,同年发现中结间束。1914年,详述了奎尼丁对心房颤动的治疗作用——心律失常药物治疗的奠基人。

(4) 刘易斯(Lewis,1881—1945),英国医师,心脏生理学家。在心电图研究中建树众多,开创了心电图的刘易斯时代。1907年,刘易斯证实窦房结是心脏的起搏点,1909年,首次描述室性心动过速的心电图表现。1920年提出折返(reentry)激动是心房颤动发生的机制。在刘易斯的研究基础上,1921年,鲁滨逊(Robinson)首次制订了室性心动过速诊断标准,1920年,质疑爱因多芬导联系统只反映额面心电向量变化,不能反映水平面。在此基础上,1932—1934年他的学生威尔逊(Wilson)创立胸前($V_1 \sim V_6$)单极导联。

2.5.2　心电图导联系统

(1) 爱因多芬和双极肢体导联:1906年,爱因多芬始用双极肢导联并描记出图形稳定的Ⅰ、Ⅱ、Ⅲ导联心电图,1913年,提出著名"爱因多芬三角"论,同年创立标准双极肢导联记录系统。

（2）威尔逊和胸导联：美国密西根大学教授，1932—1934年创立Frank Wilson 12导联系统，包括6个单极胸导联，3个单极肢体导联VR，VL，VF，以及3个标准肢体导联。

（3）戈德伯格（Goldberger）和加压单极肢体导联：1942年，戈德伯格发现切断某肢体导联与中心电端联系，能将Wilson VR，VL，VF波形放大，称为加压单极肢体导aVR，aVL，aVF。

（4）头胸导联（HC）或尹氏导联：1973年，我国学者尹炳生设计。目的是用单极导联对心脏进行全方位诊断。HC导联无干电极选自右前额，接近理想"0"点。

（5）弗兰克（Frank）正交导联：1956年，弗兰克设计采用互相垂直的X、Y、Z 3个导联，分别显示左右、上下、前后3个轴向上的心电图。

（6）F导联系统或卡布雷拉（Cabrera）导联：1944年，卡布雷拉等学者提出建议将aVR逆转成-aVR，将心脏按从左上基底部到右下的解剖关系，6个肢导联分别排列为aVL、Ⅰ、-aVR、Ⅱ、aVF、Ⅲ，每2个导联之间间隔30°角。黄宛教授称它为F导联系统。

思考题

【病例1】

（1）（不定项）请根据5步法，给出下列心电图（图2-7）可能的诊断。

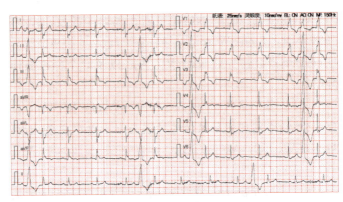

图2-7 病例1

(2) 解析:①Ⅱ导联P波直立,aVR导联P波倒置,V_1导联P波先正后负,为窦性心律;②看长Ⅱ导联,第1、6、11个QRS宽大畸形,提前出现,为室性早搏,10 s内出现的早搏数量>2个,为频发室性早搏;③P-R间期正常范围内,节律整齐,无房室传导阻滞;④QRS波时程132 ms,大于正常值,QRS波的前半部接近正常,后半部在Ⅰ、Ⅱ、aVL、aVF、V_4、V_5及V_6等导联表现为宽而有切迹的S波,V_1导联的综合波呈RSR′型的m形波,aVR导联则常呈QR型,其R波宽而有切迹,为完全性右束支传导阻滞的形态。

(3) 心电图诊断:①窦性心律;②频发室性早搏;③完全性右束支阻滞。

【病例2】

(1) 请根据5步法,给出下面心电图(图2-8)的诊断。

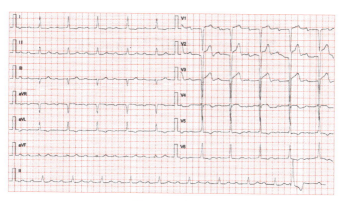

图 2-8 病例 2

(2) 解析：①Ⅱ导联 P 波直立，aVR 导联 P 波倒置，V_1 导联 P 波先正后负，为窦性心律；②看长Ⅱ导联，第 10 个 QRS 宽大畸形，提前出现，为室性早搏；③P-R 间期＞0.20 s，为Ⅰ度房室传导阻滞；④V_1～V_3 ST 段弓背向上抬高，病理性 Q 波形成，可能为急性前间壁心肌梗死，具体时期需结合临床。

(3) 心电图诊断：①窦性心律；②室性早搏；③Ⅰ度房室传导阻滞；④前间壁深 Q 波（V_1～V_3 QS 型，ST 段抬高 0.5～3 mm，请结合临床进行判读）。

3
第1步 判断主导心律

引言

在心电图解读的规范5个步骤中,第1步是判断主导心律。最常见的主导心律是窦性心律。此外,还有心房颤动等其他主导心律。

本章精彩内容剧透:
  * 窦性心律是什么
  * P波里隐藏的秘密(房室肥大、异位P′波、主导心律汇总)
  * 病态窦房结综合征
  * 考究一刻(窦性早搏、高度窦房传导阻滞及正常心电图规范诊断)

3.1 窦性心律是什么

正常心电活动始于窦房结,并从此发出冲动,循此特殊传导系统下传,先后兴奋心房和心室,使心脏收缩,执行泵血功能。这种先后有序的电兴奋的传播,引起一系列的电位改变,形成心电图上相应的波形。心肌缺血或者其他异常情况,例如电解质的紊乱等,也可以导致心脏电活动的改变。因此,可以通过心电图发现这些情况。

正常的心脏电活动以一定规律从窦房结发出,主导心律是窦性心律。

"主导心律是不是窦性心律"是解读一张心电图的起点。在一张心电图中,P 波表示心房除极化,QRS 波表示心室的除极化,T 和 U 波代表心室复极化。窦房结是心脏的电冲动的来源和起点,从窦房结发出、产生的心律,就称为窦性心律。

从心电向量角度,窦房结位于右心房的右上部,在此发出电冲动,向左下侧传导,与肢体 II 导联同向,背离 aVR 导联。在胸导联角度,右心房在前,左心房在后,电冲动先激动右心房,然后再激动左心房。

因此,一个正常的窦性心律的 P 波应该符合以下。

> II 导联:向上。
> aVR 导联:完全向下。

> V_1 导联：先正后负的"正负双向"，其中，负向部分称为终末负电势（-ptf）。

-ptf 以深度（即振幅，以 mm 计算）和持续时间（以秒计算）的乘积来表示，单位以 mm·s 表示。正常值为 -0.04 mm·s，即宽度不超过标准心电图图纸的一小格，深度也不超过一小格。-ptf 代表左心房的电活动情况，超过正常值考虑左心房电压高，要考虑左心房肥大。

P 波宽度不超过 0.11 s，振幅在胸导联不超过 0.25 mV，胸导联不超过 0.20 mV（图 3-1）。

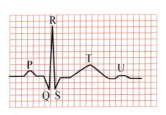

图 3-1　完整的心电图波群

在心电图上，有一个容易忽视的概念，即 PR 段（PR segment）(图 3-2)，PR 段有别于 P-R 间期，特指 P 波终点到 QRS 起点之间的一段，即这反映心房的复极过程、房室结和房室束的电活动，是心房复极到心室开始激动的过程，主要体现了房室延搁（A-V delay），是正常传导过程的重要特点。如果 PR 段缩短或者消失，提示存在异常传导径路绕过了房室结预先激动了心室，即提示心室预激，或者预激综合征。

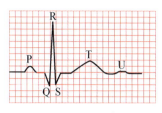

图3-2 PR段

P-R间期为0.12~0.20 s,在正常范围内。P-R间期为P波与P-R段的总和,从P波起始测量到QRS综合向量的起始。

窦性心律包含心脏的以下信息:①窦房结;②窦房以及心房的传导;③房室结。

主导心律是否为窦性心律,不但体现了心脏窦房结的功能,体现有没有传导异常,还体现了心脏在胸腔内的位置是否正常。

窦性心律总结(图3-3)

(1) 有一系列规律出现的P波,P波形态表明冲动来自窦房结(即Ⅱ、Ⅲ、aVF、V_5导联的P波直立,aVR导联P波倒置,V_1导联P波正负双向);

(2) P-R间期在0.12~0.20 s;

(3) 正常窦性心律的频率一般为60~100次/分,但是窦性心律的频率范围为40~150次/分;同一导联中P-P间期差值应<0.16 s,否则为窦性心律不齐。低于60次/分的窦性心律为窦性心动过缓,高于100次/分的窦性心律为窦性心动过速;窦性心动过缓常见于年轻人,尤其

是经常体育锻炼的人,病理性原因多见于颅内高压、甲状腺功能低下、服用β受体阻滞剂等药物后。窦性心动过速时,P-R间期、QRS及Q-T时限均相应缩短,有时尚可继发ST段轻度压低和T波低平。常见于运动、精神紧张或者兴奋、发热、甲亢、贫血和拟交感神经类药物的作用时。

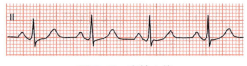

图3-3 窦性心律

思考题

尝试阅读下列心电图,重点练习5个解读步骤的完整性,并实践窦性心律的特征。

【病例3】

图3-4心电图解读参考答案:①窦性心动过缓;②Ⅱ、Ⅲ、aVF导联(下壁导联)异常Q波以及ST段抬高0.05 mV。

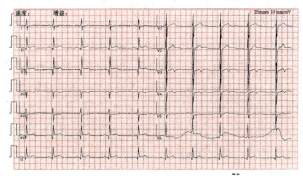

图3-4 病例3

【病例4】

图3-5心电图解读参考答案：①窦性心动过速；②Ⅰ度房室传导阻滞；③完全性右束支阻滞。

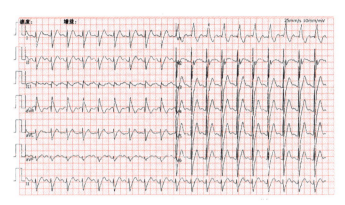

图3-5 病例4

3.2 P波里隐藏的秘密

正常心电图的P波代表心房除极化，在正常情况下，宽度不超过0.11s，振幅在肢体导联不超过0.25mV，胸导联不超过0.20mV，方向在Ⅰ、Ⅱ、V_6导联P波向上；aVR导联P波向下；V_1导联P波可以双向，但（1）>（2）（图3-6）。

P波的异常，有以下几种分类。

（1）P波增宽：左心房肥大（二尖瓣P波）；

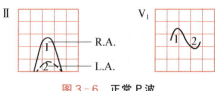

图 3-6 正常 P 波

（2）P 波高尖：右心房肥大（肺性 P 波）；

（3）异位 P′波：房性早搏、游走性心律、多源性房性心动过速；

（4）P 波倒置：交界性心律、折返逆传；

（5）P 波缺失：心房颤动、心房扑动、部分交界性心律、室上性心动过速和室性心动过速、高钾血症。

接下来我们逐一展开。

3.2.1 左心房肥大

【病例 5】

在这张心电图（图 3-7）中，可见 Ⅱ 导联 P 波直立，V_1 导联 P 波双向，aVR 导联 P 波倒置，PR 间期正常范围内，考虑为主导心律为窦性心律。但 Ⅱ 导联 P 波呈双峰，V_1 导联 P 波的负向部分，即终末负电势超过 $-0.04\,\text{mm}\cdot\text{s}$，考虑存在左心房肥大。

心电图的其他诊断还有：心电图中可见 2 个提前出现的宽大畸形的 QRS-T 波群，其后存在完整的代偿间歇，诊断为室性早搏。

3 第1步 判断主导心律

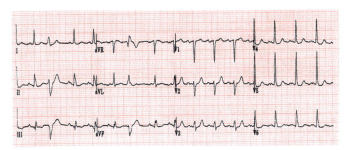

图 3-7 病例 5

左心房肥大的心电图(图 3-8)特征

P 波增宽,时间≥0.11 s;常伴有显著的切迹,两峰间距＞0.04 s;P 波在 Ⅰ、Ⅱ、aVL 导联表现最突出,V₁ 导联 P 波多呈双向,(2)＞(1)。常见于二尖瓣病变,称为"二尖瓣型 P 波"。

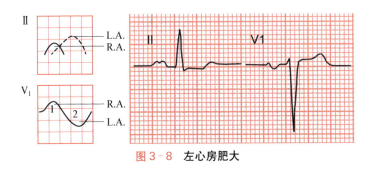

图 3-8 左心房肥大

3.2.2 右心房肥大

【病例6】

Ⅱ导联的P波高尖是右心房肥大的主要特征(图3-9)。这张心电图用5步法解读,主导心律是窦性心律,心率＞100次/分,考虑为窦性心动过速;但是P波在Ⅱ导联高尖,电压超过0.25mV,V_1导联P波双向,考虑存在右心房肥大的可能。

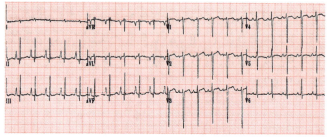

图3-9 病例6

右心房肥大心电图(图3-10)中P波的特点

P波尖锐高耸,在Ⅱ、Ⅲ、aVF导联表现最为突出,其电压≥0.25mV,V_1导联P波可呈双向,P波宽度并不增加,但电压≥0.15mV,称为肺型P波。临床上,常见于慢性肺源性心脏病和某些先心病。

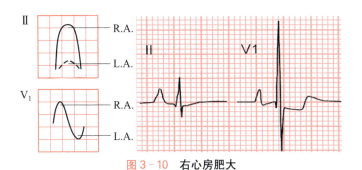

图 3-10 右心房肥大

3.2.3 双侧心房肥大

双侧心房肥大时,心电图的 P 波表现结合了上述 2 种情况,可见 P 波尖锐高耸,在 Ⅱ、Ⅲ、aVF 导联表现最为突出,其电压≥0.25 mV,时间≥0.11 s,V_1 的 P 波可呈双向,P 波宽度也增宽,其电压≥0.15 mV(图 3-11)。

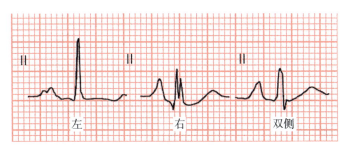

图 3-11 双侧心房肥大

引起心房扩大的主要疾病见表3-1。

表3-1 引起心房扩大的主要疾病

比较项目	左心房扩大	右心房扩大
室内分流	室间隔缺损	房间隔缺损
瓣膜疾病	二尖瓣狭窄	三尖瓣狭窄
	二尖瓣反流	三尖瓣反流
射血受阻	主动脉瓣狭窄	肺动脉狭窄
高血压病	体循环高血压	肺动脉高压
心肌疾病	肥厚型心肌病	肺动脉高压

在给出相应的心房肥大的诊断时,一定要结合临床病史。

3.2.4 左心房和右心房肥大的质控标准

左心房肥大:具有引起左心房肥大的疾病史,且符合心电图左心房肥大的指标,可以诊断为左心房肥大。

关于-ptfV_1增大可见于以下几种情况:①左心房肥大;②心房内传导阻滞;③急性心肌梗死;④急性左心衰竭。

因此,心电图出现-ptfV_1增大不一定是左心房肥大,如无相关病史,只进行描述即可。

右心房肥大:具有引起右心房肥大的疾病史,心电图符合右心房肥大的指标,可以诊断为右心房肥大。

没有相关病史,单纯 P 波高达 2.5 mm 时不作右心房肥大诊断,只作描述性诊断。可见于窦性心动过速时。

要小心除外异位 P′波:当看到 P 波时,要在同一导联多看几个进行比较,并多看几个导联。有时虽然有 P 波,但是可能是游走心房节律,在主导的窦性心律下,还合并不同来源的心律,这主要靠 P 波形态的异同来进行诊断。

【病例 7】

在图 3-12 的心电图中,仔细辨别这些 P 波,可以发现激动的起源点从一个点游走到另一个点,变换于窦房结、心房及房室交界之间,P 波形态多变。

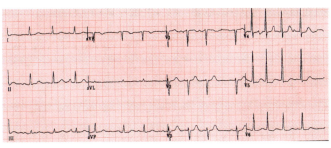

图 3-12 病例 7

【病例 8】

再来看图 3-13 的心电图,请在 Ⅱ 导联和 V_1 导联上,仔细辨别 P 波的形态。如果对于早搏的确认有困难,可以先从 R-R 的关系上,看看频发多源的房性早搏,以及房性早搏合并差异传导。

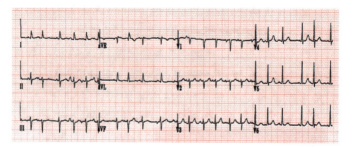

图 3-13 病例 8

【病例 9】

在图 3-14 心电图中,Ⅱ导联 P 波倒置,aVR 导联 P 波正向,P-R 间期 140 ms,心率 85 次/分,为非阵发性房室连接处心动过速;QRS 电轴-42°,电轴左偏;T 波改变。

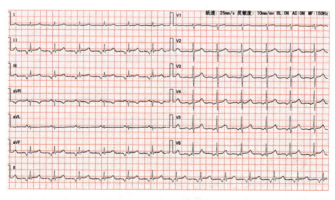

图 3-14 病例 9

交界区正常的自律性为 40~60 次/分,超过 70 次/分时,考虑为加速性交界性自主节律,又称为非阵发交界性心动过速。非阵发性交界性心动过速频率为70~130次/分。值得注意的是,在这种非阵发性交界性心动过速时,倒置的P′波也称为逆传P波,可以出现在QRS波群的前方,融合在QRS波群之中,或者在QRS波群的尾端。

【病例10】

图3-15心电图中,逆传P波出现在QRS波群的尾端。这是阵发性室上性心动过速。

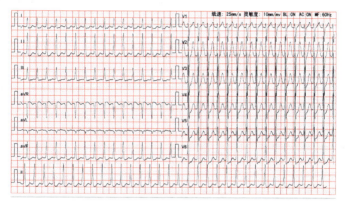

图3-15　病例10

如果找不到P波,称为P波缺失,见于心房颤动、心房扑动、部分交界性心律、室上性心动过速和室性心动过速及高钾血症(窦室传导)时,此时的主导心律就不是窦性心律,要辨别是哪一种。

所以,在5步法判读的第1步中,心电图的主导心律总共有以下几种：

(1) 窦性心律；
(2) 心房颤动；
(3) 心房扑动；
(4) 交界性节律；
(5) 室上性心动过速；
(6) 室性心动过速；
(7) 窦室传导。

3.3 病态窦房结综合征

窦性心律不一定就是正常的心律，还包含一些异常的心律，其中最重要的是病态窦房结综合征（sick sinus syndrome，SSS），是临床常见的窦性心电图异常。其诊断主要依靠心电图的发现。在一张心电图中，可能合并多种 SSS 的心电图特征，属于必须掌握的心电图异常之一。

SSS 的心电图特征

(1) 严重而持续的窦性心动过缓（心率＜50 次/分，且不易被阿托品等药物纠正）。

(2) 多发的窦性静止或严重的窦房阻滞，其中窦性静止的心电图特征为：在规律的窦性心律中，有时可因迷走神经张力增大或窦房结自身的原因，在一段时间内停止发放冲动。表现为在规则的P-P间隔中P波突然消失,而且所失去的P波在时间上与正常P-P间隔不成倍数关系。

(3) 在一阵快速心律失常发作停止之后,窦性心律无法正常出现,表现出窦性静止以及严重的窦性心动过缓,这种情况称为心动过速-过缓综合征,也称为快-慢综合征。

思考题

【病例11】

我们来看一张Holter中的心电图(图3-16),尽管只有Ⅱ导联、V_1导联和V_5导联,也可以尝试使用5步法,对其中的心电图进行描述和诊断。

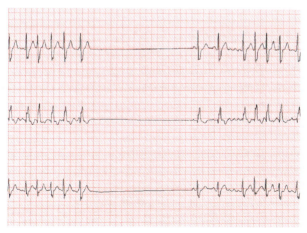

图3-16 病例11

(1) 心电图的描述:

1) 可见窦性P波,窦性心律。　　　　　　**(主导心律)**

2) 可见阵发性心房扑动波(P波消失,代之以大小、形态相同,规则出现的F波)。　　　　**(激动起源的异常)**

3) 可见一长达4.055 s的R-R间期,期间无P-QRS-T波群。　　　　　　　　　　　**(激动传导的异常)**

4) 未见。　　　　　　　　　　　　　　**(形态描述)**

5) 不符合。　　　　　　　　　　　**(起搏器相关描述)**

(2) 心电图的诊断:病态窦房结综合征(快慢综合征、长R-R间期≥4 s);阵发性心房扑动;窦性停搏。

【病例12】

患者男性,73岁,因突发意识不清一次来复旦大学附属华山医院(以下简称华山医院)神经内科急诊,神经内科查体未发现明显异常,送来行心电图检查(图3-17)。

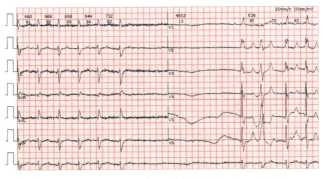

图3-17　病例12

(1) 心电图的描述:

3 第1步 判断主导心律

1) P波在Ⅱ、Ⅲ、aVF、V_1导联直立,aVR导联P波由于干扰显示不清,PR间期正常,考虑为窦性心律,心率约90次/分,最长RR间期4.052 s。 **(主导心律)**

2) 各导联可见一提前出现的宽大畸形的QRS-T波型(倒数第3个),代偿间歇完全,其前未见窦性P波,考虑为室性早搏。 **(激动起源的异常)**

3) 各导联QRS波群>0.12 s,V_1、V_2导联QRS呈M型,V_5、V_6导联QRS终末部分粗钝,考虑为完全性右束支传导阻滞。 **(激动传导的异常)**

4) 无。 **(形态描述)**

5) 不符合。 **(起搏器相关描述)**

(2) 心电图的诊断:窦性心律、窦性停搏;室性早搏;完全性右束支传导阻滞。

【病例13】

在这张心电图(图3-18)中,Ⅱ导联存在2种形态的"P波"。第1、3、5个"P波"形态相近,第2个、第4个"P波"形态相近,其中第2个、第4个波群的P波于Ⅰ、Ⅱ、aVF、V_1~V_6导联直立,aVR导联倒置,为窦性P波。P-R间期正常。QRS波群形态、时限、振幅正常。第1、3、5个P波形态相近,但是与第2个和第4个稍有不同,考虑为房性来源的心律。

(1) 心电图的描述:

1) P波于Ⅰ、Ⅱ、aVF、V_1~V_6导联直立,aVR导联倒置。P-R间期正常。考虑为窦性心律,心率28次/分。

(主导心律)

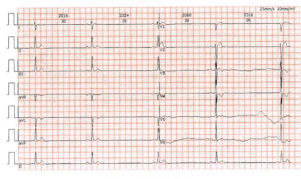

图3-18 病例13

2)可见形态异常的P波,QRS波群形态、时限及振幅正常,考虑为房性来源的心律。**（激动起源的异常）**

3)各导联QRS波群>0.12 s,V_1、V_2导联QRS呈M型,V_5、V_6导联QRS终末部分粗钝,考虑为完全性右束支传导阻滞。**（激动传导的异常）**

4)无。**（形态描述）**

5)不符合。**（起搏器相关描述）**

(2) 心电图的诊断:窦性心动过缓,心率28次/分,考虑病态窦房结综合征;房性逸搏。

3.4 考究一刻

3.4.1 有没有窦性的早搏

在心电图的标准质控中是这样描述的:

（1）孤立的窦性早搏无法与窦性心律不齐鉴别，原则上不做诊断。

（2）当窦性心律匀齐时出现孤立性提早的窦性激动，其后为等周代偿间期，可做窦性早搏诊断。

（3）当窦性心律P-R间期固定，P-P周期呈长短交替，长P-P周期短于2倍短P-P周期时不要轻易下窦性早搏的诊断，可鼓励患者做适当运动，改变窦性节律，并延长记录时间，观察P-P周期的变化。

1）如P-P周期长短消失，基本周期等于长P-P周期，可诊断为窦性早搏。

2）如P-P周期长短消失，基本周期短于短P-P周期，一组长短P-P周期之和是基本周期的3倍，应诊断Ⅱ度Ⅰ型3∶2窦房传导阻滞。

3）如长短周期无法改变，可提示Ⅱ度Ⅰ型3∶2窦房传导阻滞。

3.4.2　高度窦房传导阻滞存在吗

高度窦房传导阻滞：

（1）原则上不做高度窦房传导阻滞的诊断。

（2）如长P-P间期为短P-P间期的整3倍或以上，且没有逸搏干扰窦性P波出现的现象，可诊断。

（3）如存在窦性心律不齐时，不等长的长P-P间期可直接下窦性暂停的诊断，如为等长的长P-P间期首先考虑窦房阻滞。

3.4.3 正常心电图的规范诊断

(1) 正常心电图必须保证心电图的图面和各项参数都属于正常范围,若有参数偏差需校正。

(2) 电轴在 $-30°\sim+90°$。

(3) 窦性心律的 P-P 间期差值≤160 ms 时,应直接诊断为"正常心电图";当 160 ms<P-P 间期差值≤200 ms 时,若需要与其他窦性或房性心律失常鉴别时,直接诊断为"窦性心律不齐",若无须鉴别,诊断为"心电图属正常范围内"。

(4) 正常心电图主导心律是窦性心律,而在做诊断时,可将"正常心电图"作为单独专有名词诊断,无须再写上"窦性心律"。

4
第2步 有没有激动起源异常

引言

在心电图中,有没有起源的异常十分重要。如果主导心律是窦性心律,那么起源异常通常就是房性起源的早搏或者逸搏,室性起源的早搏或逸搏以及交界区起源的早搏或者逸搏。如果主导心律不是窦性心律,那么就需要判断是心动过速(包括加速性自主节律)、心房扑动、心房颤动中的哪一种。这些心律失常是异常起源的心律,也可以成为主导心律。

本章精彩内容剧透:
* 判断有没有激动起源的异常
* 早搏和逸搏
* 心房扑动和心房颤动
* 室性心动过速
* 室上性心动过速

4.1 早搏和逸搏

【病例14】

在开始之前,先来看一张心电图(图4-1)。

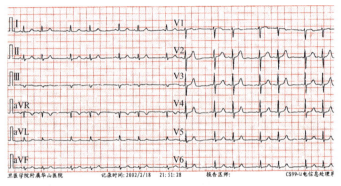

图4-1 病例14

可以尝试使用一下5步法,来解读一下这张心电图:

(1) 主导心律是什么?
(2) 是否存在激动起源异常?
(3) 是否存在激动传导异常?
(4) 是否存在可描述的形态学改变?
(5) 是否为起搏器心电图?

注意:有些步骤,例如第5步,即使能轻易判断不存在起搏信号,但是作为练习,还是在脑海里以问答的形式过一遍。

下面我们来尝试解读一下(图 4-1)这张心电图。

(1) 心电图的描述:

1) P 波在 Ⅰ、Ⅱ、aVF、V_5、V_6 导联直立,aVR 导联倒置,V_1 导联正负双向,考虑窦性心律,心率约 102 次/分;

(主导心律)

2) 可见第 1、3、5 个 P 波的形态与第 2、4、6 个 P 波形态并不完全一致,QRS 波时限、形态正常,考虑房性早搏,呈二联律; **(激动起源的异常)**

3) 未见; **(激动传导的异常)**

4) QRS 波主波方向在 Ⅰ 导联向上,Ⅲ 导联向下,电轴左偏; **(形态描述)**

5) 不符合。 **(起搏相关描述)**

(2) 心电图的诊断:

1) 窦性心动过速;

2) 房性早搏二联律;

3) 电轴左偏。

4.1.1　早搏

早搏,即心脏的过早搏动,是心脏内异位节律点兴奋性增高或形成某种折返引起的心律失常。早搏可以来自各种不同的异位节律点,在临床上,最常见的是室性早搏,其次是房性早搏,交界性早搏较少见。

房性早搏的心电图特征

(1) 各导联均可看见提前出现的 P-QRS-T 波群，QRS 波群一般不变形，其前有一个"不同"的 P 波，P-R 间期 >0.12 s；

(2) 其后代偿间歇通常不完全；

(3) 有的提早的 P 波之后不出现 QRS 波，且与其前面的 T 波相融合，称为房性早搏未下传。

室性早搏的心电图特征

(1) 各导联均可见提前出现的、宽大畸形的 QRS 波群，QRS 时限常 >0.12 s，复极方向（T 波方向）与主波相反；

(2) 其后存在完全的代偿间歇（早搏前后两个窦性 P 波之间的间隔等于正常 P-P 间隔的 2 倍）；

(3) 提早出现的 QRS 波前无 P 波，或者在 QRS 波群之前、之中或尾端可见逆行 P′波，或者窦性 P 波巧合于早搏波的任意位置上。

交界性早搏

(1) 各导联均可以看见提前出现的 QRS 波群，QRS 波与窦性者相同或略有变形；如交界区激动逆向上传至心房，可产生一个逆行的 P′波（P′波在 Ⅱ、Ⅲ、aVF 导联倒置，在 aVR 直立）；交界区激动不能上传者，可以不出现 P′波；

(2) P′波可出现在 QRS 波之中,之后,也可在其前,P′-R 间期<0.12 s;

(3) 代偿间歇完整。

4.1.2 考究一刻

(1) 交界性早搏的倒 P′波(逆行的 P′波)是怎样来的(图 4-2)?

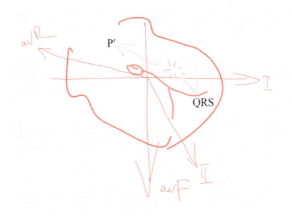

图 4-2 **交界性早搏的逆行 P′波**

从图 4-2 中可以看出,逆行的 P′波都是倒置的。交界性早搏的激动发源于房室交界区,其激动下传心室时与窦性激动的下传途径相同或相近。因此,QRS 波群不变宽,但是稍有不同,同时产生的向上逆行的激动,形成了 P′波。该波在Ⅱ导联倒置,aVR导联直立。由于与下传形成的QRS波形几乎同时发生,与通过房室结的房室延搁不同,可以出现在QRS波群的稍前方、QRS波群之中(意味着同时发生)或者QRS尾端(意味向上逆传稍慢)。

【病例15】

在这张心电图(图4-3)中,主导心律是窦性心律,第3个和第4个都是提前出现波群,P波与第2个波群中的P波稍有不同,考虑频发房性早搏。在第5、6、7个波群,和第8、9、10个波群,可以看见2个正常1个提前的规律性,考虑部分存在三联律。在描述性的改变中,还可以看出肢体导联低电压和T波改变。

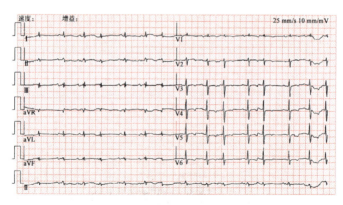

图4-3 病例15

(2) 三联律比二联律早搏更多吗?

在某些频发性早搏中,可见一定的配对规律:

1正常+1早搏,称二联律,2正常+1早搏称三联律,因此三联律比二联律的早搏要少一些。

1正常+2早搏不是三联律,而是称为早搏连发2次(图4-4)。

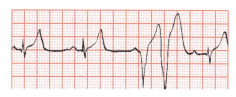

图4-4 早搏连发2次

【病例16】

1)心电图描述:各导联均可看见提前出现的宽大畸形的QRS-T波群,T波方向和主波方向相反,其后存在完整的代偿间歇(图4-5)。

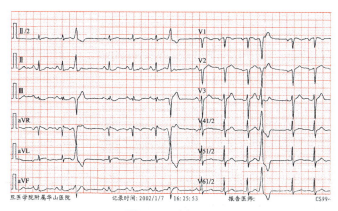

图4-5 病例16

2) 心电图诊断:窦性心律、频发室性早搏。

【病例 17】

下面来看一张心电图,实践一下 5 步法解读心电图(图 4-6)。

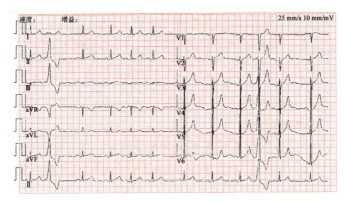

图 4-6 病例 17

诊断中包含了:窦性心律、频发室性早搏、频发房性早搏、偶见连发 2 次、左心室高电压,看看自己漏了哪一项,为什么?

我们来尝试解析这张心电图。

(1) 心电图的描述:

1) P 波在 Ⅰ、Ⅱ、aVF、V_5、V_6 导联直立,aVR 导联倒置,V_1 导联正负双向,考虑窦性心律,心率约 76 次/分。

(主导心律)

2) 各导联可见宽大畸形的 QRS-T 波群(第 2、10 个),T 波方向和主波方向相反,其后存在完整的代偿间歇,考虑室性早搏。第 5 和第 6 个"P"波提前出现,形态与其他 P 波不完全相同,其后 QRS 波形态、时限正常,考虑房性早搏,连发 2 次。　　　　　　　　　　　　　　**(激动起源的异常)**

3) 未见。　　　　　　　　　　　　　　**(激动传导的异常)**

4) V_5 导联 R 波≥2.5 mV,左心室高电压。**(形态描述)**

5) 不符合。　　　　　　　　　　　　　**(起搏相关描述)**

(2) 心电图的诊断:窦性心律;频发室性早搏;频发房性早搏(偶见连发 2 次);左心室高电压。

(3) 早搏的考究定义:

1) 偶发:10 s 心电图中仅有 1 次早搏。

2) 频发:10 s 心电图中≥2 次早搏。

3) 连发:2 个、2 个成对出现的早搏。

4) 二联律、三联律:10 s 心电图中出现 3 组及以上早搏。

5) 常规心电图无须下四联律诊断。

6) 房性早搏未下传的诊断统一书写为房性早搏未下传心室。

7) 插入型早搏书写为:频发(偶发)早搏,呈(时呈)插入型。

8) 插入型早搏后引起单个心搏的 P-R 间期延长可不作描写,如引起一串 P-R 间期的改变应作描写。如:插入型早搏后见倒文氏现象;插入型早搏后见持续固定延长的 P-R 间期,提示房室结双径路等。

9) 异位心搏的 P 波呈逆行 P 波,P-R 间期<0.20 s 的统一书写为房室连接处早搏。

10) 早搏伴有反复搏动的以早搏的性质命名。如:房性早搏伴反复搏动,心电图特点:P'-R-P。室性早搏伴反复搏动,心电图特点:R-P-R。房室连接处早搏伴反复搏动,心电图特点:R-P-R、P-R-P。

4.1.3 逸搏

【病例18】

在这张心电图中(图4-7),Ⅱ导联找不到窦性P波,但是各导联可以见到规律出现的QRS-T波群,心率为32次/分,其前可以看见一个逆传形成的P′波,考虑主导心律为交界性逸搏节律。另外,Ⅱ、Ⅲ、aVF导联ST段抬高0.2mV,考虑下壁心肌梗死。

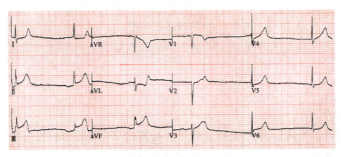

图4-7 病例18

当上位节律发生病损或受到抑制,出现停搏或节律明显减慢时,如病窦综合征或者因传导障碍而不能下传时(如Ⅲ度房室传导阻滞),或者其他原因造成较长间歇时(如早搏后代偿间歇),低位起搏点就会发出一个或一连串的冲动,激动心室,这种缓慢心律之后出现的异位搏动称逸搏,持续3个以上的逸搏构成逸搏节律。

按逸搏发生的部位分为房性逸搏、房室交界性逸搏和室性逸搏3种。其中以房室交界性最多见,房性最为少见。逸搏的心电图特征为QRS波群的特点各与相应的早搏波相似,差别在于早搏属提前发生,而逸搏则在长间歇后出现。

将室性逸搏与室性早搏进行比较,可以看出,室性逸搏的QRS波形态与室性早搏的QRS波相似,其差别在于室性早搏的QRS波提前出现,而室性逸搏的QRS波在一个较长的间歇后出现(图4-8)。

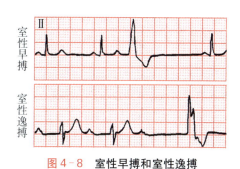

图4-8 室性早搏和室性逸搏

单看QRS波群的提早或者延迟出现,有时会带来误导,一定要记住第1步,寻找主导心律,看看Ⅱ导联P波分布情况,以免出现诊断失误。

【病例19】

请看图4-9,这是Ⅱ度Ⅰ型房室传导阻滞,不是早搏,也没有逸搏。

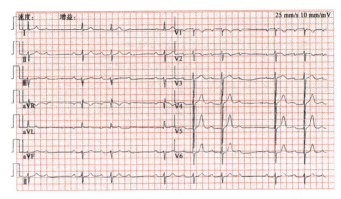

图 4-9 病例 19

4.2 心房扑动和心房颤动

扑动和颤动可出现于心房或心室,出现在心房的扑动和颤动,称为心房扑动、心房颤动。房扑或者房颤时,心肌的兴奋性增高,不应期缩短,心房激动频率较阵发性心动过速更高,同时伴有一定的传导障碍。而折返激动,是主要的发生原因。

4.2.1 心房扑动

心房扑动简称为房扑,可以成为一种主导心律。

【病例20】

图 4-10 是一张典型心房扑动的心电图。在图 4-10

中,可以看见各导联P波消失,代之以大小相等的F波,F波呈2∶1下传,QRS波群不增宽。

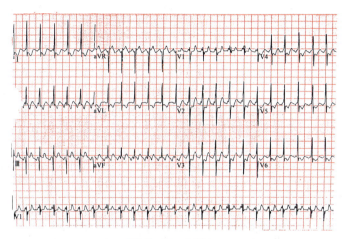

图 4-10 病例 20

这种类型的心房扑动,折返环在心房中,比较大,在下腔静脉到三尖瓣的区域中,存在缓慢传导区,称为三尖瓣峡部,激动通过峡部,每折返一次,就产生一个F波,通常 V_1 导联F向上,Ⅱ,Ⅲ,aVF导联F波向下的图形多属于这种类型(图4-11～4-13)。折返激动在右心房内以逆时针或顺时针方向折返,在三尖瓣峡部进行消融可以治愈,称为"典型房扑"。而折返环围绕二尖瓣环、心房瘢痕或左心房顶部的心房扑动,被称为"不典型心房扑动"。在临床处理中,不典型心房扑动的处理与心房颤动相同,即不典型心房扑动要当做心房颤动来进行评估和处理。

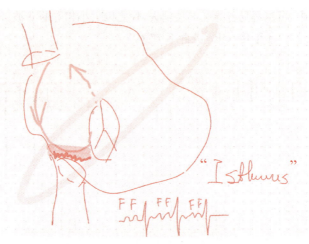

图4-11 "峡部"依赖的心房扑动

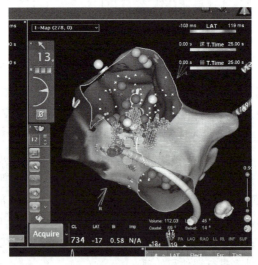

图4-12 三维标测后的心房扑动射频消融

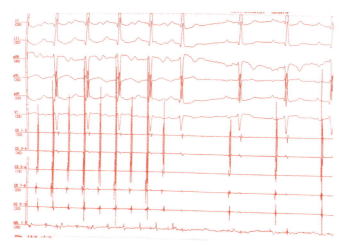

图 4-13　消融成功后心房扑动停止发作

心房扑动的心电图特征

(1) P 波消失,代之以连续的粗齿状 F 波,F 波间无等电位线,波幅大小一致,间隔规则;

(2) F 波心率为 250～350 次/分,大多以 2∶1 或 4∶1 下传,心室律一般比较规则,如房室传导比例不恒定,心室律也可不规则;

(3) QRS 波的时限一般不增宽。如 F 波的大小和间距存有差异,且心率>300 次/分,或者在一张心电图中形态多样,称不典型心房扑动。

【病例 21】

图 4-14 也是一张典型心房扑动的心电图,请继续使用 5

步法,来对心电图进行解读。我们尝试给出这张心电图的解析。

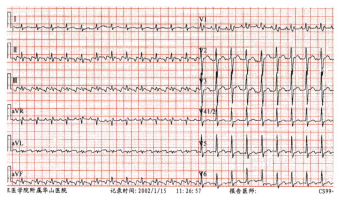

图 4-14 病例 21

(1) 心电图的描述:

1) 各导联 P 波消失,代之以连续的粗齿状 F 波,F 波间无等电位线,波幅大小一致,间隔规则,考虑为心房扑动呈 2∶1 房室传导,心室率约 150 次/分;　　　　**(主导心律)**

2) 心房扑动;　　　　　　　　　**(激动起源的异常)**

3) 未见;　　　　　　　　　　　**(激动传导的异常)**

4) 未见;　　　　　　　　　　　　　　**(形态描述)**

5) 不符合。　　　　　　　　　　**(起搏相关描述)**

(2) 心电图的诊断:心房扑动,呈 2∶1 传导。

4.2.2　心房颤动

心房颤动(简称房颤)是最常见的一种心律失常。临床上，如果在第1步时，在Ⅱ导联找不到任何P波，且RR间期绝对不等，就要考虑心房颤动的诊断。同样，心房颤动也是一种主导心律，但是起源异常。许多心脏器质性疾病如冠心病、风湿性心脏病等均有可能发生心房颤动，其机制与心房扩大及心房肌受损有关。

无器质性心脏疾病的心房颤动患者，如果缺乏明显的危险因素，可以使用肺静脉隔离对心房颤动进行消融，手术效果较好。

心房颤动的心电图诊断标准

（1）各导联P波消失，代之以大小不等、形状各异的f波（纤颤波），尤以V_1导联为最明显，心房f波的心率为350～600次/分；

（2）QRS波一般不增宽，但心室律绝对不规则，心室率快慢不一；

（3）若是前一个R-R间距偏长，而与下一个QRS波相距较近之处，可出现一个增宽而变形的QRS波，形态酷似室性早搏，为心房颤动伴室内差异传导。

【病例22】

我们尝试给出下面这张心电图（图4-15）的解析。

（1）心电图的描述：

1）各导联P波消失，代之以大小不等、形状各异的f波（纤颤波），尤以V_1导联为最明显，心房f波的频率为350～600次/分。QRS波不增宽，心室律绝对不规则，心室率快慢不一，可见一2.2s长R-R间期。**（主导心律）**

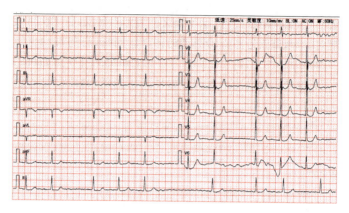

图4-15 病例22

2)心房颤动。 （激动起源的异常）
3)未见。 （激动传导的异常）
4)未见。 （形态描述）
5)不符合。 （起搏相关描述）

（2）心电图的诊断:心房颤动。

【病例23】

在这张心电图中(图4-16)，Ⅱ导联上看,部分锯齿样波形形态较规整,但是整体上并没有特别整齐或者规律,R-R间期绝对不等,心率快慢不一,还是考虑为心房颤动,不属于不典型心房扑动的范围。

心房扑动和心房颤动的鉴别中,心房波形是形态更加重要,还是频率更加重要？

都重要,在350次/分以内的心房率时,形态很重要,如果此时的F波完全不规整,时有时无,加上R-R间期不等,

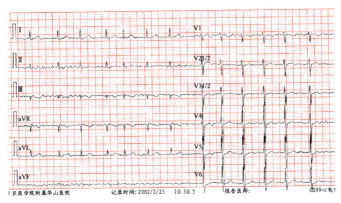

图 4-16 病例 23

要考虑心房颤动;在心房率超过 350 次/分时,即便心房波形规整,此时心房并不能产生任何有效收缩,其病理生理结果,与心房颤动相同,处理上也与心房颤动相同。

4.2.3 考究一刻

(1) 心房扑动、心房颤动的区别应以肢体导联的心房波为标准,注意快速心房率匀齐与否。

(2) 心房扑动时必须注意 F-R 间期,避免诊断错误。

1) R-R 固定,F-R 固定,等比例传导。

2) R-R 不固定,F-R 不固定,不规则传导。

3) R-R 不固定,F-R 固定,不等比例传导。

4) R-R 固定,F-R 不固定,无传导关系。

(3) 心房扑动时应写明房室传导关系。如:心房扑动呈

2∶1房室传导,心房扑动呈4∶1房室传导,心房扑动呈不规则房室传导。

（4）心房颤动心室率＞70次/分时,出现R-R间期＞1.2 s时必须描述;心室率≤70次/分,R-R间期≥1.5 s时必须描述。

（5）心房颤动时,同一份心电图中有3次或以上的相同长R-R间期,应直接诊断房室连接处逸搏。如:心房颤动（心室率75次/分）；频发房室连接处逸搏（周期1.32 s）。

4.3　室性心律失常

4.3.1　室性心动过速

室性心动过速的激动起源于心室,是最危险的一种心动过速,如果持续,则存在致死的风险。在快速性心律失常中,辨别出室性心动过速对于临床处理非常重要。

室性心动过速的心电图特征

（1）QRS波呈心室来源的波形,增宽、变形,QRS时限＞0.12 s；

（2）常有继发性ST-T波改变；

（3）心室频率为140～200次/分,基本匀齐；

（4）有时可见保持固有节律的窦性P波融合于QRS波的不同部位。

【病例 24】

在图 4-17 的心电图中，主导心律为窦性心律。存在激动起源的异常，从第 4 个 QRS 波群开始，出现一串宽 QRS 的波形，P 波与 QRS 无关，考虑为阵发性室性心动过速。还存在激动传导的异常，从 V_1 导联看，窦性心律下为完全性右束支传导阻滞。未见明显额外的 ST-T 改变，也不存在起搏的情况。

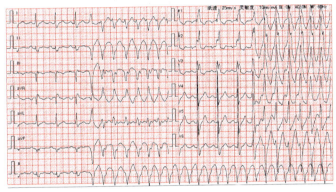

图 4-17　病例 24

【病例 25】

合并窦性或者其他窄 QRS 的正常心率的心律时，突发的宽 QRS 心动过速，往往就是室性心动过速，但是临床上遇到的是这样的图形（图 4-18）。

该患者女性，24 岁。因"反复心悸、头晕伴心动过速 1 个月"来医院就诊。患者既往体健，无心脏疾病史。1 个月前走路时出现心悸，无胸闷、胸痛，无恶心、呕吐，无头晕、头

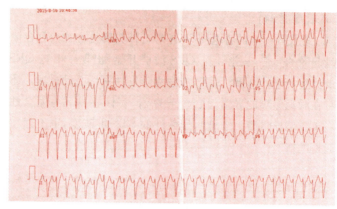

图 4-18 病例 25

痛,无晕厥及黑矇,入外院治疗,心率 177 次/分,使用普罗帕酮(心律平)后,心率降至 133 次/分后出院。出院后规律服用普罗帕酮,自感心跳加快症状未改善收入我院。

对于图 4-18,我们在解读中可以看到,主导心律不是窦性心律,是一种异常起源的、宽 QRS 的心动过速,但是具体判别时,就需要用一些方法(详见相关章节)来进行鉴别诊断,而对于心电图中室性心动过速的诊断,我们要做的是拿出证据,来说明室性心动过速的可能性的大小。

室性心动过速时,一般具有下列特点:

(1) 3 个以上的室性早搏连续出现;

(2) QRS 波群形态畸形,时限>0.12 s;常有继发性 ST-T 波改变;

(3) 心室频率为 100~250 次/分,基本匀齐;

(4) 心房活动与 QRS 波无固定关系,室房分离,偶见逆传 P 波或窦性夺获；

(5) 通常突然发生心动过速；

(6) 有时可见窦性 P 波下传,形成室性融合波。

【病例 26】

看一看在这张心电图(图 4-19)中,有多少符合室性心动过速的特点。

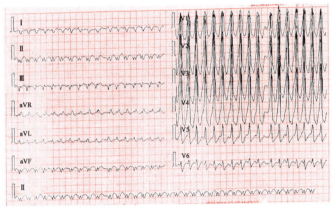

图 4-19 病例 26

4.3.2 尖端扭转型室性心动过速

扭转型室性心动过速是最严重的一种室性心动过速。在心电图上,增宽变形的 QRS 波群围绕基线不断扭转其主波的正负方向。每连续出现 3～10 个同类的波之后就会发生扭转,翻向对侧(图 4-20)。临床上,常表现为反复发作心源性晕厥或阿-斯综合征,甚至导致死亡。

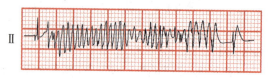

图 4-20 尖端扭转型室性心动过速

4.3.3 心室扑动

心室扑动时,心脏失去排血功能,因此常不能持久,倘若不能很快恢复,便会转为心室颤动而死亡。目前,多数人认为心室扑动是心室肌产生环形激动的结果。其发生一般具有2个条件:一是心肌严重受损,缺氧或代谢失常;二是一个异位激动落在心室的易颤期。

心室扑动心电图特征(图4-21)

(1) 无正常的QRS-T波群,代之以连续快速而相对规则的大振幅波动;

(2) 扑动波频率达200~250次/分。

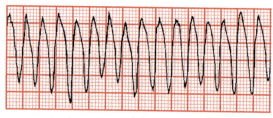

图 4-21 心室扑动

4.3.4 心室颤动

心室颤动是心脏停跳前的短暂征象,心脏完全失去排血功能,是最严重的心律失常。

【病例27】

心室颤动心电图特征(图4-22)

(1) QRS-T波群完全消失,出现大小不等、极不匀齐的低小波;
(2) 频率达200～500次/分。

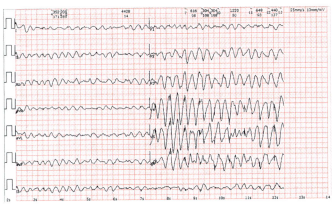

图4-22 病例27

4.4 室上性心动过速

【病例 28】

这张心电图(图 4-23)中,Ⅱ导联 P 波不明显,QRS 波群窄,心率 180 次/分,心律整齐。在每一个 QRS 波群后方,都可以看见逆行 P′波(倒置或者双向),考虑室上性心动过速。

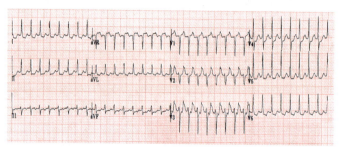

图 4-23　病例 28

室上性心动过速是一种非常常见的来源于交界区及其以上部位的阵发性心动过速,最常见的是房性心动过速、房室结折返性心动过速和房室折返性心动过速。在心电图上,发作的第 1 个波形不易见到,中间的 P′波不易明辨,统称为室上性心动过速。

【病例 29】

室上性心动过速心电图特征(图 4-24)

(1) QRS 波通常无增宽变形,R-R 间期规整,但是在

合并存在束支传导阻滞时,QRS 增宽;

(2)心室率为 150~240 次/分,绝对匀齐。

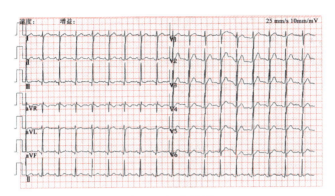

图 4-24　病例 29

一般窄而整齐的心动过速(指心室率超过 150 次/分)即可考虑室上性心动过速,具体鉴别诊断详见后继章节。但是在心电图诊断中,仍然要完整回顾一下 5 个步骤,以免遗漏或者出现误诊。

尽管心率在 150 次/分,且 QRS 波群窄,但是在 Ⅱ 导联,可以清楚地看到 P 波,P-R 间期也是正常的。因此,该心电图首先考虑的是窦性心动过速,而不是室上性心动过速。

4.4.1　阵发性室上性心动过速

是一种异位节律点自动性增强或折返激动引起的心律失常,临床上可以发现突发突止,具有反复发作的特征。

4.4.2 非阵发性心动过速(加速型自主节律)

是加速了的房性、交界性或室性自主心律,自律性增高,其频率比窦性心律快,比阵发性心动过速慢。交界性的频率为70～130次/分,室性的频率为60～100次/分。一般没有阵发性发作与终止的特点。

【病例30】

(1) 心电图的描述(图4-25):

1) 窄QRS型心动过速,心率153次/分,R-R节律匀齐,为阵发性室上性心动过速;　　　　　　**(主导心律)**

2) 阵发性室上性心动过速;　　　　**(激动起源的异常)**

3) 未见;　　　　　　　　　　　　**(激动传导的异常)**

4) 未见;　　　　　　　　　　**(可描述的形态学改变)**

5) 不符合。　　　　　　　　　　　　**(起搏心电图)**

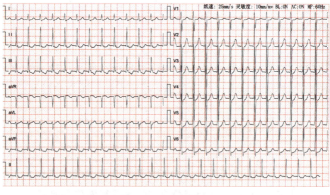

图4-25　病例30

(2) 心电图的诊断:阵发性室上性心动过速。

(3) 进阶:每个QRS后可见P′,R-P′<P′-R,R-P′40 ms(<90 ms),初步判断为房室结折返性心动过速(atrioventricular nodal reentrant tachycardia,AVNRT)。

【病例31】

(1) 心电图的描述(图4-26):P波消失,代之以形态大小规则的波浪状F波,频率314次/分,Ⅱ、Ⅲ、aVF的F波向下,为典型(Ⅰ型)心房扑动,以2∶1房室传导,等电位线消失。

(2) 心电图的诊断:心房扑动呈2∶1房室传导。

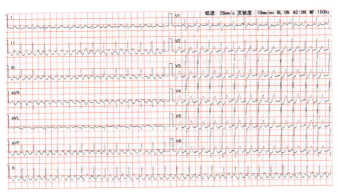

图4-26 病例31

【病例32】

图4-26进阶:下壁F波负向,V₁导联F波正向,可能是右心房游离壁下传→右心耳梳状肌→下腔静脉口→三尖瓣环→房间隔上传的逆钟向峡部依赖型心房扑动(图4-27)。

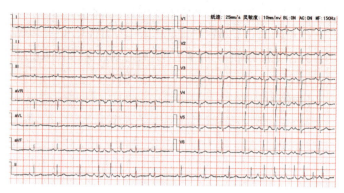

图4-27 病例32

(1) 心电图的描述:

1) P波在Ⅰ、Ⅱ、aVF、V_5、V_6导联直立,aVR导联倒置,V_1导联直立,考虑窦性心律,心率约84次/分;

(主导心律)

2) 各导联可见提前出现的异位P'波,后跟随窄QRS,3次以上P'-QRS连续出现,后自行终止,心房率约200次/分,为短阵房性心动过速;突发突止,无温醒或减速现象,考虑房内折返性心动过速;

(激动起源的异常)

(2) 心电图的诊断:窦性心律;短阵房性心动过速呈1:1房室传导。

【病例33】

图4-27进阶:V_1导联的正向P波和aVL导联的负向P波,提示可能起源于左心房,P'波的形态和P'-R间期不等,可能有多个左心房的折返环路(图4-28)。

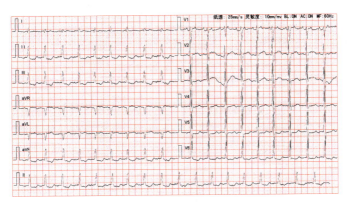

图 4-28 病例 33

【病例 34】

心电图诊断:阵发性房性心动过速,呈 2∶1 传导(图 4-29)。(想一想,为什么?)

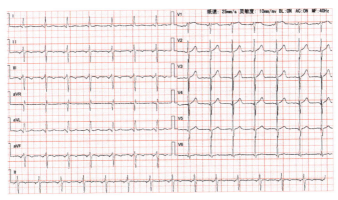

图 4-29 病例 34

(1) 心电图的描述:

1) Ⅱ导联P波倒置,aVR导联P波正向,P-R间期140 ms,心率85次/分,为非阵发性房室连接处心动过速;

(主导心律)

2) 非阵发性房室连接处心动过速; **(激动起源的异常)**

3) 未见; **(激动传导的异常)**

4) QRS电轴-42°,电轴左偏。T波改变(Ⅰ、V_6 T波低直立<R1/10,Ⅱ Ⅲ aVF T波浅倒); **(形态描述)**

(2) 心电图的诊断:

1) 非阵发性房室连接处心动过速;

2) QRS电轴左偏;

3) T波改变(Ⅰ、V_6 T波低直立<R1/10,Ⅱ Ⅲ aVF T波浅倒)。

【病例35】

(1) 心电图的描述(图4-30):

1) 宽QRS型心动过速,QRS时长134 ms,心率135次/分。每一个QRS后均有规律的P'波,P'波在Ⅱ、Ⅲ、aVF导联倒置,aVR导联直立,考虑为折返逆传形成的P'波,QRS波形呈左束支传导阻滞QRS形态,为室上性心动过速。

(主导心律)

2) 室上性心动过速。 **(激动起源的异常)**

3) V_1、V_2导联呈rS波,r波极小,S波加深增宽。Ⅰ、aVL、V_5、V_6导联R波增宽、顶峰粗钝有切迹。ST-T方向与QRS主波相反。QRS波群时限>0.12 s,故存在完全性左束支传导阻滞。 **(激动传导的异常)**

4 第2步 有没有激动起源异常

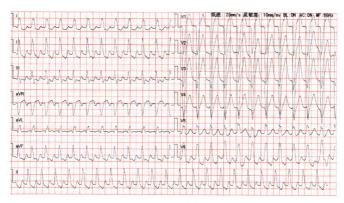

图 4-30 病例 35

（2）心电图的诊断：

1）阵发性室上性心动过速；

2）完全性左束支传导阻滞。

综上所述，激动起源正常，则为窦性心律。激动起源异常，则存在早搏、逸搏等多种可能，其中的 5 种情况，异常起源的激动，可能就是主导心律，需要牢记：

（1）心搏节律，包括房性、室性和交界性逸搏；

（2）心房颤动；

（3）心房扑动；

（4）室性心动过速；

（5）室上性心动过速（房性心动过速、房室结折返性心动过速、房室折返性心动过速、交界性心动过速）。

5

第 3 步 激动传导异常

引言

激动传导异常是判读心电图的第 3 步,主要包括房室传导的异常和室内传导异常。房室之间的传导,在心电图中主要体现在 P-R 间期上,延长可能为传导阻滞,缩短可能为预激综合征(先于房室结,预先激动一部分心室);室内的传导异常,主要为各种束支和分支的传导阻滞。

本章精彩内容剧透:
* 房室传导阻滞
* 室内传导阻滞
* 预激综合征

5.1 房室传导阻滞的心电图诊断

房室结是心脏内重要的传导结构,窦房结下传的激动,其传导速度会在此处减慢,保证心室充分的充盈时间。发生在此处的传导阻滞,为房室传导阻滞。

【病例 36】

请阅读一张心电图(图 5-1)。

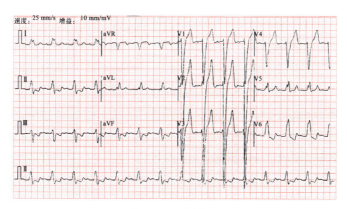

图 5-1 病例 36

(1) 心电图的描述:

1) P 波在 Ⅱ 导联直立,V_1 导联 P 波双向,aVR 导联倒置,为窦性心律,心率正常范围内; **(主导心律)**

2) 未见; **(激动起源的异常)**

3) P-R 间期 0.22s,为 Ⅰ 度房室传导阻滞。QRS 波群增宽,V_1 导联 S 波为主,V_5 导联 R 波顶端可见切迹,为完全性左束支传导阻滞。 **(激动传导的异常)**

(2) 心电图的诊断:窦性心律;Ⅰ度房室传导阻滞;完全性左束支传导阻滞。

传导阻滞分为Ⅰ度、Ⅱ度和Ⅲ度。

5.1.1　Ⅰ度房室传导阻滞的心电图特点

主要表现为P-R间期延长,成人正常窦性心律或窦性心动过速时P-R间期>0.20s;窦性心动过缓时P-R间期>0.21s。

注意,P-R间期延长并没有上限,只要没有QRS波群脱漏,只要P-R间期延长,无论多长的P-R间期,都属于Ⅰ度房室传导阻滞。但是,只要P波后脱漏了QRS波群,即便之前的P-R间期是在正常范围内,也属于Ⅱ度房室传导阻滞。

5.1.2　Ⅱ度房室传导阻滞的心电图特点

(1) 主要表现为部分P波后QRS波脱漏。
(2) Ⅱ度房室传导阻滞分为Ⅰ型和Ⅱ型两种类型,Ⅰ型较Ⅱ型常见。
(3) Ⅰ型多为功能性或损害局限房室结或房室束的近端,预后较好;Ⅱ型病变大多位于房室束远端或束支部分,易发展为完全性房室传导阻滞,需要植入起搏器治疗。

【病例37】
请看下列图形(图5-2),是Ⅱ度的Ⅰ型还是Ⅱ型?

5 第3步 激动传导异常

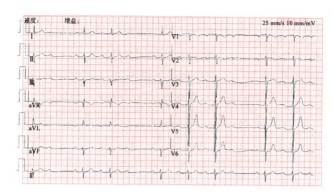

图 5-2 病例 37

心电图中,各导联 P 波均规律地出现,但 P-R 间期逐渐延长,直至一个 P 波后漏脱 QRS 波群,其后 P-R 间期缩至原长度,之后又复逐渐延长,如此周而复始地出现,又称为文氏现象。因此,这是一个Ⅱ度Ⅰ型的传导阻滞。

【病例 38】

再看一张心电图(图 5-3)。

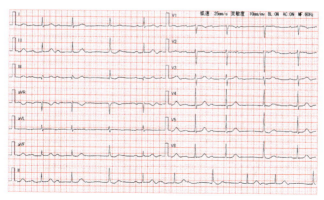

图 5-3 病例 38

从Ⅱ导联找到P波,对照V_1导联和aVR导联,考虑主导心律为窦性心律,其中,P-R间期逐渐延长。注意第3个QRS波群,形态与之前的QRS波群不同,其前未发现P波,考虑为交界性逸搏节律,即此处为起源异常。此处P波之后实际上脱漏了一个QRS波群。这个P波在第2个波群的T波上,由于第2波群延迟发生,第3个P波与第2个波群的T波出现T-P融合。在最下一列的长Ⅱ导上可以发现这种重复的规律。

因此,最终心电图诊断:窦性心律,交界性逸搏,Ⅱ度Ⅰ型传导阻滞。

如果QRS波群规律脱漏,则为莫氏Ⅱ型的Ⅱ度房室传导阻滞。

Ⅱ度Ⅱ型房室传导阻滞的心电图特征为:莫氏Ⅱ型房室传导阻滞,表现为P-R间期恒定,部分P波后无QRS波群。

【病例39】

这张心电图(图5-4)的解读,先找到Ⅱ导联的P波,确

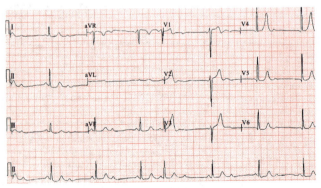

图5-4 病例39

认主导心律是窦性心律。看最下面一条长Ⅱ导,可以看见"P-QRS-T和P-脱落"重复发生的规律,P与QRS距离恒定。第4个QRS-T波群,是提早出现的P-QRS-T波群,P波与窦性的P波稍有不同,QRS形态和窦性心律时的QRS相近,无完整的代偿间歇,考虑为房性早搏(存在起源异常)。

心电图诊断:窦性心律,偶发房性早搏,Ⅱ度Ⅱ型房室传导阻滞。

5.1.3 Ⅲ度房室传导阻滞

Ⅲ度房室传导阻滞又称完全性房室传导阻滞。当来自房室交界区以上的激动完全不能通过房室交界区组织抵达心室时,在阻滞部位以下的潜在节律点就会发放冲动,激动心室,表现为逸搏心律。

心房颤动时,如果心室律慢而绝对规律,且<50次/分,则诊断为心房颤动合并Ⅲ度房室传导阻滞。

心房扑动时,如果心室率<50次/分,且R-R规整,或者有规整的QRS波群,心房扑动F波以10∶1以上的比例下传,考虑房扑合并Ⅲ度房室传导阻滞。

在心电图上,Ⅲ度房室传导阻滞符合两个条件:①P波与QRS波毫无相关性,各保持自身的节律;②房率高于室率。

【病例40】

这张心电图(图5-5),诊断应该是:窦性心律,交界性逸搏节律，Ⅲ度房室传导阻滞。但临床上可以直接写Ⅲ度房室传导阻滞。

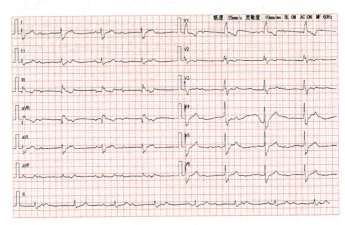

图 5-5　病例 40

5.1.4　考究一刻

5.1.4.1　关于Ⅰ度房室传导阻滞

（1）窦性心动过速以及正常心电图时，P-R间期＞200 ms；

（2）窦性心动过缓时，P-R间期＞210 ms；

（3）窦性心动过速或者正常心电图时 P-R＞500 ms 要注意与房室结双径路鉴别：可以做 Valsava 动作刺激迷走神经，使心率减慢观察 P-R 间期的变化，如果心率减慢以后 P-R 间期恢复正常，考虑房室结双径路所致；

（4）当 P-R 间期达到以上标准，同时伴有 P 波增宽＞120 ms 时，诊断 I 度房室传导阻滞可以根究 P-R 段来判断，如果 P-R 段＜120 ms，只诊断左心房肥大或者房内传导阻滞。

5.1.4.2 关于 II 度房室传导阻滞

（1）II 度房室传导阻滞全程呈 2：1 房室传导时，原则上不做分型；

（2）当心房率大部分未下传心室时，测量逸搏周期，如果≥2 倍的 P 波周期则诊断为高度房室传导阻滞，反之则诊断为 II 度房室传导阻滞。

5.1.4.3 关于 III 度房室传导阻滞（这个必须记牢）

（1）窦性心律时，房率应该≥2 倍逸搏频率，当房率＜2 倍房率时，逸搏频率应该＜50 次/分；

（2）房扑：F-F 相等，R-R 相等，F-R 不等，频率≤50 次/分；

（3）房颤：确诊心房颤动，R-R 相等，频率≤50 次/分。

5.2 室内传导阻滞

心脏内激动经房室结下传，沿房室束进入心室后，在室间隔上部分为右束支和左束支，分别支配右心室和左心室。左束支又分为左前分支、左后分支以及中隔支。因此，QRS 波群包含了左右束支和其下分支的信息。当激动传导涉及心肌时，可能导致 QRS 波群形态改变、增宽。

当激动在束支内传导速度减慢,则可以在心电图上发现传导阻滞。要注意传导阻滞有时是两侧的束支传导速度出现差异时,有时是因为部分传导束由于某些原因处于相对不应期传导延缓,相对缓慢的传导束支在心电图上可以表现出相应束支阻滞的心电图。

5.2.1 右束支传导阻滞

右束支细而长,由单侧冠状动脉分支供血,其不应期也比左束支长,故在心电图上传导阻滞多见。

【病例41】

右束支传导阻滞的心电图特征(图5-6)

(1) QRS波群时限增宽;

(2) QRS波的前半部接近正常,后半部在多数导联如 Ⅰ、Ⅱ、aVL、aVF、V_4、V_5、V_6 等表现为具有宽而有切迹的 S 波,其时限≥0.04 s;

(3) V_1 导联的综合波呈 RSR′型的 M 形波,其 VAT 时限≥0.06 s;aVR 导联则常呈 QR 型,其 R 波宽而有切迹;

(4) V_1、V_2 导联 ST 段轻度压低,T 波倒置;

(5) 单纯右束支阻滞时,QRS 电轴在+110°~-30°。

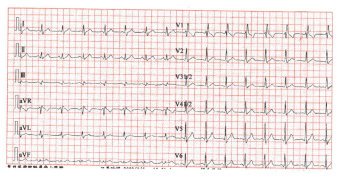

图 5-6 病例 41

右束支传导阻滞图形,最重要的识图特点是:V_1 导联 R 波呈 M 型,V_5 导联,S 波粗钝。

不完全性右束支传导阻滞和完全性右束支传导阻滞两者 QRS 波群的形态相似,但前者 QRS 波时限<0.12s。

右束支传导阻滞合并右心室肥大的心电图特征

(1) 心电轴右偏;

(2) V_5、V_6 导联的 S 波明显加深(>0.5mV),V_1 导联 R′波明显增粗(>1.5mV)。

5.2.2 左束支传导阻滞

左束支传导阻滞的心电图特征

(1) QRS 时限增宽;

(2) V_5、V_6 导联 Q 波减少或消失,S 波常消失,V_5、V_6

导联的 VAT 时限≥0.06；V_1≥0.06 s；V_1、V_2 导联常呈 QS 形，或有一极小 r 波，主波（R 或 S 波）增宽，其顶峰粗钝或有切迹，后支较前支为迟缓；

（3）心电轴有不同程度的左偏；

（4）ST-T 波方向与 QRS 主波方向相反。

【病例 42】

经典的完全性左束支传导阻滞，图形与右束支的特征相反（图 5-7），V_1 导联呈 QS 型，V_5 导联 R 波增宽，顶端出现切迹。

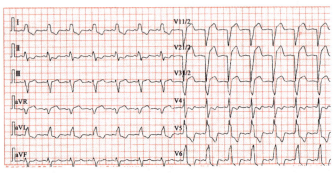

图 5-7　病例 42

5.2.3　左前分支传导阻滞

左前分支细长，支配左心室左前上方，易发生传导障碍，是常见的一种分支传导阻滞，也是心电图识图中，比较容易漏诊的诊断(图 5-8)。

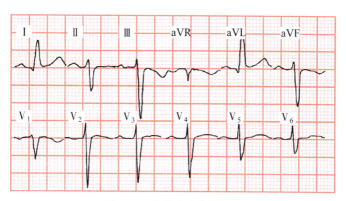

图 5-8 左前分支传导阻滞

左前分支阻滞的心电图特征

(1) Ⅱ、Ⅲ、aVF 呈 rS 型,SⅢ>SⅡ;

(2) Ⅰ、aVL 呈 qR 型(或 R 型),R 波 aVL>Ⅰ,同时 aVL>aVR;

(3) 电轴左偏≥-45°

当符合以上(1)、(2)条件,电轴>-40°但<-45°可提示左前分支阻滞。

图形的解读要点为:Ⅰ、Ⅲ导联"背道而驰",SⅢ>SⅡ。

5.2.4 左后分支传导阻滞

左后分支粗,向下向后散开分布于左心室的隔面,具有双重血液供应,故左后分支传导阻滞比较少见。

左后分支阻滞的心电图特征(图5-9)

（1）临床上,右心室肥大而心电轴明显右偏达+90°～+180°,尤以超过+110°为最可靠;

（2）QRS波在Ⅰ、aVL导联呈rS型;Ⅲ、aVF导联呈qR型;RⅢ特别高;

（3）QRS波的时限正常或稍增宽(<0.12s)。

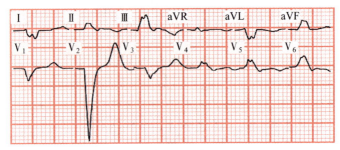

图5-9　左后分支阻滞

图形解读要点:Ⅰ、Ⅲ导联"针锋相对",RⅢ高大。

右束支传导阻滞合并左前分支传导阻滞时,通过观察V_1、V_5导联,Ⅰ导联和Ⅲ导联的QRS波群可以识别,即V_1导联R波高大,呈M型,V_5导联S波粗钝,同时,出现Ⅰ、Ⅲ导联"背道而驰",SⅢ>SⅡ的特征。

右束支传导阻滞合并左后分支传导阻滞时,Ⅱ、Ⅲ导联的R波稍有变化,心电图特征为:QRS电轴在+110°～+180°;V_1导联QRS波与单纯右束支传导阻滞(RBBB)相似;aVF 导联呈 RS 型;Ⅱ、Ⅲ导联呈 QR 型或出现高大的 R 波。

【病例 43】

下面用所学习的要点,来解读一下这张心电图(图 5-10),注意仍旧要用 5 步方法来解读。

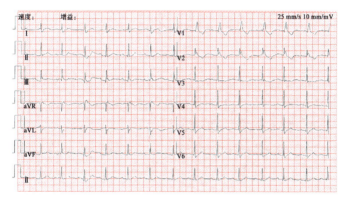

图 5-10 病例 43

(1) 心电图的描述:

1) P 波在Ⅰ、Ⅱ、aVF、V_5、V_6 导联直立,aVR 导联倒置,考虑窦性心律,心率约 78 次/分。　　**(主导心律)**

2) 未见。　　　　　　　　　　　　**(激动起源的异常)**

3) P-R 间期>0.2 s,Ⅰ度房室传导阻滞。

(激动传导的异常)

4) V_2 导联呈 M 型。Ⅰ、aVL、V_5、V_6 导联 S 波增宽且有切迹。aVR 导联呈 QR 型,其 R 波宽而有切迹。QRS

波群时限 0.12 s。因此,考虑完全性右束支传导阻滞。

(形态描述)

5) 不符合。 **(起搏心电图)**

(2) 心电图的诊断:窦性心律;Ⅰ度房室传导阻滞;完全性右束支传导阻滞。

5.2.5 考究一刻

5.2.5.1 左束支传导阻滞

(1) 当肢体导联符合左束支传导阻滞的图形,V_5 或 V_6 导联有明显的 S 波时,可将电极放置的位置相应后移,如在 V_7 的位置 S 波消失即可诊断。

(2) 当肢体导联符合左束支阻滞的图形,V_5 或 V_6 导联 S 波明显,加做 V_7 导联仍有 S 波时,诊断书写为心室内阻滞。

(3) 左束支阻滞伴电轴偏移时,不再作分支阻滞的诊断,直接诊断电轴偏移。

(4) 当Ⅰ、aVL、V_5、V_6 导联 QRS 波群均呈 R 型,但 R 波不粗顿,不要轻易下不完全性左束支阻滞的诊断,只有在出现上述导联 QRS 波群呈 R 型,且 R 波粗顿,但 QRS 总时间<0.12 s 时才作不完全性左束支阻滞的诊断。

5.2.5.2 右束支传导阻滞

(1) 右束支阻滞时出现继发性 ST-T 改变只限于 V_1 ~ V_3 导联,如其他胸前导联出现 ST-T 改变应作诊断及描写。

(2) 右束支阻滞时可以电轴右偏,不要轻易下右心室肥大的诊断。

(3) 右束支阻滞时单纯 R 波>15 mm 不要轻易作右心室肥大的诊断,在以下情况下可作诊断:①有引起右心室肥大的相关病史;②V_5 导联 R/S<1;③电轴显著右偏。

(4) 不全性右束支阻滞时,V_1 的 R′波应该>R 波,如果 R′波<R 波时可加做 V_3R 导联,以作鉴别。

(5) 右束支阻滞合并室间隔肥厚时 R′波可以<R 波,但其他导联应有相应佐证。

5.2.5.3　左前分支阻滞

(1) 左前分支阻滞的心电图在肢体导联上必须符合:①Ⅱ、Ⅲ、aVF 导联呈 rS 型,SⅢ>SⅡ;②Ⅰ、aVL 呈 qR 型(或 R 型);③电轴左偏≥-45°。

(2) 当符合以上①、②条件,电轴>-40°但<45°时可提示左前分支阻滞。

(3) 当肢体导联符合左前分支阻滞,而 V_6 导联 R/S<1 时,可作高 1 肋或高 2 肋的 V_6 导联,如出现 R/S>1 即可诊断。否则,只作电轴左偏的诊断(左前分支阻滞时最后除极向量在左心室上部)。

(4) 当肢体导联符合左前分支阻滞,V_2 导联的 QRS 波群呈 QS 或 qrS 型时,请加做低 1 肋或低 2 肋的 V_2 导联,不要轻易下前间隔心肌病变的诊断(左前分支阻滞时左心室的除极从左后下分支开始。

5.2.5.4　右束支阻滞合并左前分支阻滞

(1) Ⅰ导联可以有 S 波,但 S 波粗顿,深度<R 波;

(2) Ⅱ、Ⅲ、aVF 导联可出现 R 波,但 R 波以粗顿为主;

(3) aVR 导联可呈 QR 型,R 波粗顿,但 aVL 导联 R 波必须＞aVR 导联 R 波。

5.2.5.5 左后分支传导阻滞

诊断左后分支阻滞时需排除右心室肥大、电轴右偏、肺心病、垂位心等多种临床情况,所以原则上不单独下此诊断,只在 3 支阻滞时做提示诊断。

5.3 预激综合征

在正常的房室传导通路之外,激动通过旁路传导束提前到达,使部分(或全部)心室肌预先激动,形成预激综合征(图5-11)。

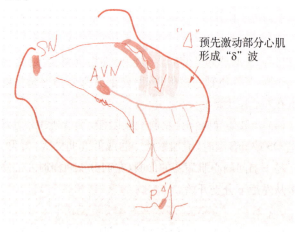

图 5-11 "δ"波的形成

激动通过旁道,提前到达心室肌,导致 PR 段缩短;提前被激动的心肌,由于没有通过传导系统,导致 QRS 波起始部分增宽。

预激综合征的心电图特征

(1) 在 QRS 波之前出现"δ"波;
(2) P-R 间期缩短(<0.12 s),但 P-J 间期正常;
(3) QRS 波增宽;
(4) 常有继发性 ST-T 波改变。

在心电图书写的质控上,统一取消预激综合征的诊断,改为"心室预激"。诊断分为以下。

A 型预激:V_1 导联主波向上,δ 波向上,V_5 导联 δ 波向上,由于旁路常位于左心室后基底部,预激向量由后向前而形成;

B 型预激:V_1 导联主波向下,δ 波向下,V_5 导联 δ 波向上,由于旁道右心室旁路前侧壁,预激向量由右前向左后而形成;

如果不符合上述两种表现,也称为 C 型预激,预激旁路可能与间隔部有关。

我们来看 2 张经典预激心电图(图 5-12、5-13)。

【病例 44】

V_1 导联 δ 波向上,主波向上,考虑为 A 型预激(图 5-12)。

【病例 45】

V_1 导联 δ 波向下,主波向下,考虑为 B 型预激(图 5-13)。

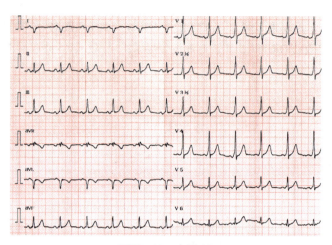

图 5-12 病例 44

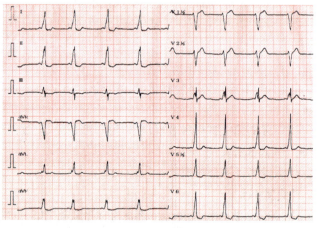

图 5-13 病例 45

有兴趣的读者可以使用心电向量,来尝试判断一下旁道的位置,旁道位置判断的详细内容,可以参考相应的章节。

6

第4步 可描述的形态学改变

引言

心电图判读的第4步,是对形态异常进行描述。各种病理状态导致心肌的除极复极的异常,都可能导致心电图发生改变,这是心电图临床应用的一个重要方面。这种心电图表现主要集中在ST-T波上,这些改变的主要原因是心肌缺血、损伤和梗死,但是ST-T波改变是非特异性的心肌复极异常的共同表现,还可见于冠状动脉供血不足、心绞痛、慢性冠状动脉供血不足、心肌炎、心肌病或其他各种器质性心脏病等,也可见于电解质紊乱和药物的影响。因此,在心电图的解读上,这部分改变属于可描述的异常。单纯依据心电图无法直接书写"急性前壁心肌梗死",需要密切结合临床。

本章精彩内容剧透:

* T波和ST段的描述性诊断
* 心肌缺血心电图

* 急性冠状动脉综合征的 3 种心电图
* ST 段抬高的鉴别诊断

6.1 T 波和 ST 段的描述性诊断

在正常情况下,心室的复极过程是从心外膜开始而向心内膜方向推进的。而心肌缺血等各种病理状态都会影响心室复极的正常进行,从而产生 ST-T 心电向量的改变。

6.1.1 T 波

以 R 波为主的导联 T 波应直立,其顶端圆滑不高耸,两支不对称,升支斜、降支陡,幅度大于同导联 R 波的 1/10。

Ⅲ导联的 T 波可以低平、双相、倒置,aVF 导联可以低平,但不能倒置。

$V_1 \sim V_2$ 导联的 T 波如为直立,其后 $V_3 \sim V_6$ 导联 T 波不能出现倒置;$V_1 \sim V_2$ 导联 T 波如倒置,V_3 导联 T 波可低平,$V_4 \sim V_6$ 导联的 T 波不能出现倒置。

6.1.1.1 T 波改变
不符合以上 3 条标准者,描述相应 T 波的形态,如直立、负正或正负双相、低平、倒置、冠状 T 波。

T 波高度或倒置幅度应根据等电位线测量。

6.1.1.2 不能漏掉的 T 波改变
T 波高尖、基底部窄、对称、成帐篷样→警惕电解质异常。

T波高耸对称,伴 QT 延长,同时伴有胸痛者→警惕心肌缺血。

6.1.1.3　T波倒置

若心外膜下心肌缺血,心外膜动作电位时程比正常时明显延长,从而引起心肌复极顺序的逆转,即心内膜开始先复极心肌复极由心内膜开始而后向心外膜方向推进,从而面对缺血区的导联出现与 QRS 主波方向相反的、对称性的 T 波(图 6-1)。

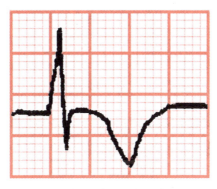

图 6-1　T波倒置

6.1.1.4　T波高尖

心内膜面下心肌缺血,由于缺血部分心肌的复极较正常时更为推迟,在最后的心肌复极时,已无其他与之相抗衡的心电向量存在,使心内膜部分心肌的复极显得十分突出,在面向缺血区的导联出现与 QRS 主波一致的、高耸的对称性

T波(图6-2)。

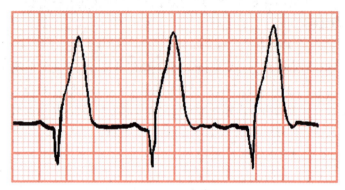

图6-2 T波高尖

6.1.2 ST段改变

以T-P段为基准。心率快,T-P不明显时以P-R为基准,基线不稳,T-P不明显时可以2个QRS起点连线为等电位线。

ST段测量点为J点后60 ms或80 ms(根据心率调整)。

6.1.2.1 ST段抬高

判断标准:正常人ST段抬高于肢体导联上不超过1mm,$V_1 \sim V_3$导联不超过3 mm,$V_4 \sim V_6$导联不超过1mm,提示室壁瘤形成:明确心肌梗死病史3个月以上,梗死部位ST段仍抬高,但患者无胸痛。

应描述抬高的形态和幅度:如弓背向上型、下斜型、马鞍型及凹面向上型。

6.1.2.2 ST段压低

心室率增快时,ST段上斜型压低,压低幅度以J点后60 ms或80 ms计。

ST段压低的类型以R波垂直线和ST段延长线的夹角判断:>90°下斜型、<90°上斜型、=90°水平型。

ST段的压低不做定性解释。

6.2 心肌缺血心电图

心肌缺血时,除发生T波改变外,还主要表现为ST段的改变或T波和ST段的同时改变(图6-3)。ST段呈水平型压低(图6-3A)、下斜型压低(图6-3B)、J点下移(上斜型压低)(图6-3C)。

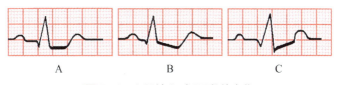

A   B   C

图6-3 心肌缺血时ST段的变化

随着缺血时间进一步延长,缺血程度进一步加重而出现心肌损伤,在心电图上出现相应的改变。主要为ST段的偏移(图6-4)。

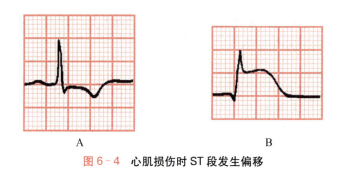

图6-4 心肌损伤时ST段发生偏移

图6-4A：心内膜面或对侧心肌损伤时，面向损伤区导联的S-T段平直压低；

图6-4B：损伤累及心外膜面时，面向损伤区导联的S-T段抬高。

更进一步的缺血可导致心肌细胞的变性、坏死，并影响其一系列的修复过程。

坏死的心肌细胞不能复极，也不能产生动作电流。因此，其综合心电向量背离梗死区，其正向量减少或消失。即在相应导联上出现R波消失，或者R波递增不良。

在心肌缺血、损伤和梗死3种心电图改变中，缺血性T波改变常见，而损伤性ST改变少见，但只有出现典型的心肌坏死时才认为心肌梗死较为可靠的诊断依据。若上述3种改变同时存在，则诊断心肌梗死的可靠性就较大（图6-5）。

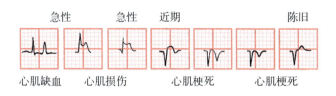

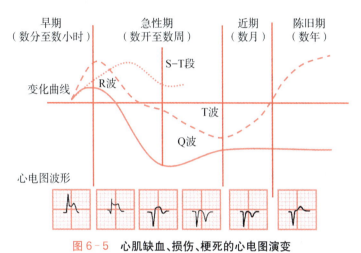

图 6-5 心肌缺血、损伤、梗死的心电图演变

6.2.1 心肌梗死的分期

【病例 46】

心肌梗死的分期:见图 6-6。

临床和心电图所记录的心肌梗死分期与实际病理学分期并不一定完全相符。例如,心电图显示 ST-T 变化、酶性标志物升高时往往提示新近发生的心肌梗死,但病理学分期

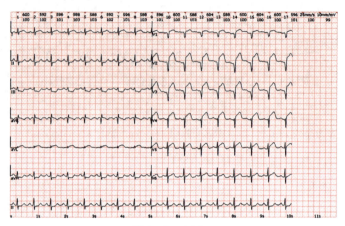

图 6-6 病例 46

可能已处于愈合期。

(1) 超急性期:在发病 6 h 内,心电图仅仅表现为损伤型 T 波改变,所以一般是结合临床表现做提示诊断。

(2) 急性期:发病 6 h～7 d,心电图可见 ST 段损伤型抬高,坏死性 Q 波。

(3) 亚急性期/愈合期:发病 7 d～1 个月内,抬高的 ST 段逐渐恢复至基线,倒置的 T 波可以部分恢复。

(4) 陈旧期:发病 1 个月后,心电图图形稳定不再演变。

室壁瘤:有部分患者陈旧期后 ST 段仍抬高,提示室壁瘤形成可能,但需要结合临床,写提示诊断。

【病例 47】

患者"突发胸痛 1 小时"来华山医院急诊,行心电图检查。

(1) 心电图的描述：

1) Ⅱ导联P波直立，PR间期在正常范围内，通过P-P间期计算心率103次/分； **(主导心律)**

2) 无； **(激动起源的异常)**

3) 无； **(激动传导的异常)**

4) QRS波群V_1～V_3导联呈QS型，V_1～V_5导联ST段抬高0.2～0.5 mV；Ⅱ、Ⅲ、aVF导联ST段压低0.2 mV。

(形态描述)

(2) 心电图的诊断：

1) 窦性心动过速；

2) 前壁导联ST段抬高；

3) 考虑急性前壁心肌梗死可能。

患者立即启动急症经皮冠脉介入治疗(percutaneous coronary intervention，PCI)流程，行冠脉造影，发现前降支完全闭塞，急诊植入支架，开通血管，见图6-7、6-8。

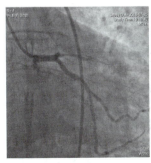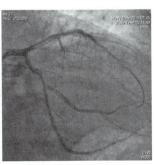

图6-7 病例47(1)

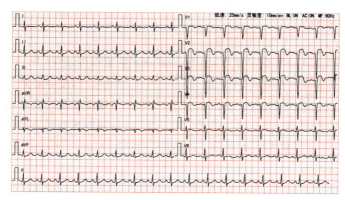

图 6-8 病例 47(2)

PCI 术后 1 d,注意心电图的演变情况,主要改变在 ST-T 的回落,但是 QS 型的导联,r 波没有变化(图 6-9)。

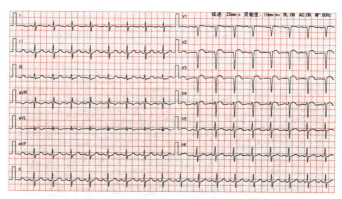

图 6-9 病例 47(3)

心肌梗死 1 年之后,复查心电图。注意 $V_1 \sim V_3$ 导联仍然呈 QS 型,ST 段也没有回落到基线,考虑这部分心肌丢失较多、瘢痕修复。此时,心电图已经不再继续演变。

病理性 Q 波心电图特征(图 6-10)

(1) 在 R 波向量本来就偏小的导联(V_1、V_2、V_3)呈 QS 波;

(2) 在原来呈负向波 Q 的导联,Q 波增宽≥0.04 s;

(3) R 波减小(Q/R≥1/4)。

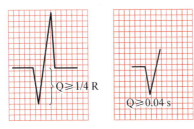

图 6-10　病理性 Q 波

6.2.2　心肌梗死的定位诊断

ST-T 改变如果与冠状动脉的供血区域有关,则这种心电图 ST-T 的改变可能与供血血管的堵塞、心肌缺血或者梗死的可能性大。但是发现改变一定要密切结合临床,只有相关的临床症状下的心电图改变,尤其是动态的改变,才是心肌梗死。如果发现心电图改变的导联广泛,则一定要注意进行鉴别诊断(图 6-11、表 6-1)。

心电图是心肌梗死早期识别的重要手段,并具有定位的

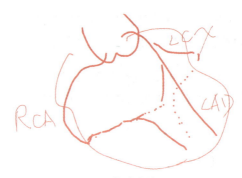

图6-11 冠状动脉的供血区域

表6-1 冠状动态、心脏壁与心电图导联

心脏壁	血管	相关导联
间隔(septum)	左冠状动脉前降支(LAD)	V_1、V_2
前壁(anterior wall)	左冠状动脉前降支(LAD)	Ⅰ、aVL、V_2、V_3、V_4
侧壁(lateral wall)	回旋支(LCX)	Ⅰ、aVL、V_5、V_6
后壁(posterior wall)	可有变异 (variable)	V_1、V_2
		可有相应变异
下壁(inferior wall)	右冠状动脉(RCA)或回旋支	Ⅱ、Ⅲ、aVF
右心室(right ventricle)	右冠状动脉	V_{3R}、V_{4R}

（出现高R波，R/S>1，ST段压低，T波高耸直立，应加做V_7、V_8、V_9）

功能,但是诊断心肌梗死的"金标准"是冠脉造影。

【病例48】

从不同的导联的心电图改变,可以推测心肌受累的定位,甚至可以推测出病变的血管(图6-12)。

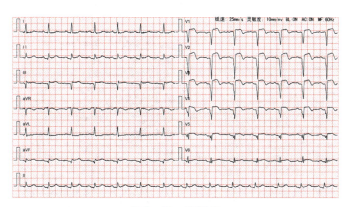

图6-12 病例48

(1) 心电图的描述:

1) P波在Ⅰ、Ⅱ、aVF、V_5、V_6导联直立,aVR导联倒置,考虑窦性心律,心率约78次/分; **(主导心律)**

2) 无; **(激动起源的异常)**

3) 无; **(激动传导的异常)**

4) $V_1 \sim V_5$导联呈QS型,ST段抬高1.5~3 mm,$V_1 \sim V_4$导联T波双向,结合病史,考虑急性广泛前壁心肌梗死向亚急性期转化。 **(形态描述)**

(2) 心电图的诊断:

1) 窦性心律;

2) 急性广泛前壁心肌梗死可能。值得注意的是，Ⅲ导联、aVF 导联可见 Qr 型，下壁也受累及。之后进行的冠脉造影（图 6-13），发现：前降支中段一处严重狭窄，远侧的血流 TIMI Ⅰ级，支架植入术后改善。对右冠状动脉进行了造影（图 6-14），发现：右冠状动脉未见明显异常。因此，Ⅲ导

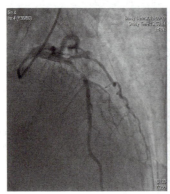
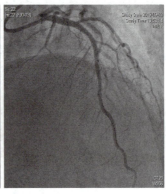

图 6-13　病例 48(1)

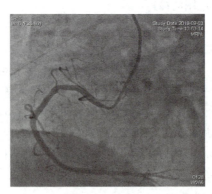

图 6-14　病例 48(2)

联和 aVF 导联的 Q 波并没有很大的诊断意义，也提示这类心电图改变中，主要进行描述，作出结合临床的诊断和描述性诊断，但是不能作出明确诊断（图 6-15）。

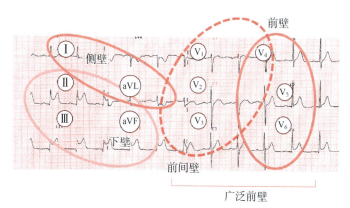

图 6-15 心肌梗死的心电图定位

这里，我们需要记住的是：①下壁导联；②前壁、前间壁、前间隔、广泛前壁和侧壁相关导联；③下壁和侧壁导联。

心肌梗死的定位：根据 ST 段抬高及病理性 Q 波所在导联定位。

(1) 前间隔心肌梗死：V_1、V_2 导联。

(2) 前壁心肌梗死：V_3、V_4 导联。

(3) 前间壁心肌梗死：$V_1 \sim V_4$ 导联（如果缺乏既往 $V_1 \sim V_2$ 导联的对比，没有证据说明 $V_1 \sim V_2$ 导联存在动态改变,则凡是累及 V_4 导联的心肌梗死,均考虑为前壁心肌梗死)。

(4) 侧壁心肌梗死:V_5、V_6、Ⅰ、aVL 导联。

(5) 前侧壁心肌梗死:V_3~V_6 导联。

(6) 下壁心肌梗死:Ⅱ、Ⅲ、aVF 导联。

(7) 后壁心肌梗死:V_7~V_9 导联。在下壁心肌梗死时,如 V_1 导联出现 R/S>1,应加做 V_7~V_9 导联。

(8) 下后壁心肌梗死:Ⅱ、Ⅲ、aVF、V_7~V_9 导联。

(9) 广泛前壁心肌梗死:V_1~V_6 导联。

(10) 高侧壁心肌梗死:如仅有Ⅰ、aVL 导联异常 Q 波,而 V_5、V_6 导联无异常 Q 波,应加做高一肋的 V_5、V_6 导联,以除外高侧壁心肌梗死。

(11) 右心室心肌梗死:V_1~V_4R 导联以 ST 段抬高为标准,不要以 Q 波作为诊断标准。在下壁心肌梗死时 V_1 导联出现 ST 段抬高应加做右胸导联。

(12) 心房梗死:在心室梗死的基础上,出现 P-R 段的抬高或降低;P 波宽大畸形并呈动态改变,提示有心房梗死。

【病例 49】

下面再来看一张心电图(图 6-16),请回答一下,在这张图中,主导心律是什么,有没有激动起源异常,有没有激动传导异常,有没有可以描述的心电图波形改变?

(1) 心电图的描述:

1) Ⅱ导联可以看见 P 波,PR 间期在正常范围内,相对

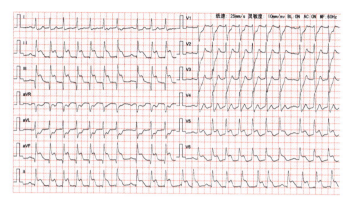

图 6-16 病例 49

应的 P 波在 V_1 导联的形态为正负双向； **（主导心律）**

2）第 2 个波群到第 7 个波群为连续出现的 P-QRS 波群，P 波形态和窦性不同，在胸导联也存在类似节律；

（激动起源的异常）

3）无； **（激动传导的异常）**

4）Ⅱ、Ⅲ、aVF 导联和 V_5、V_6 导联 ST 段抬高 0.3~0.5 mV，合并 T 波改变，V_1~V_3 导联 ST 段压低。

（形态描述）

（2）心电图的诊断：

1）窦性心律；

2）短阵房性心动过速；

3）下后壁导联 ST 段抬高；

4）下后壁心梗可能。

6.3 急性冠状动脉综合征的3种心电图

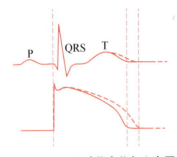

图 6-17 心肌动作电位与心电图

在一组心电图波群中,由后及前的 T 波、ST 段、R 波和 Q 波分别代表了急性缺血以后,心肌的缺血、损伤和坏死。我们可以从心电图不同节段的动态变化,来寻找心肌缺血的时机和程度(图 6-17)。

急性冠状动脉综合征(ACS),简称急性冠脉综合征,是以冠状动脉粥样硬化斑块破裂或侵袭,继发完全或不完全闭塞性血栓形成为病理基础的一组临床综合征,包括急性 ST 段抬高性心肌梗死(ST-segment elevation myocardial infarction, STEMI)、急性非 ST 段抬高性心肌梗死(non-STEMI)和不稳定型心绞痛(unstable angina pectoris, UA)。

6.3.1 ST 段抬高型心肌梗死

【病例 50】

心电图是早期诊断 ACS 的重要手段。要注意,心电图的诊断一定是:动态变化(图 6-18、6-19)。

胸痛 60 min,在心电图中,还出现了室性早搏(图 6-20)。

6 第4步 可描述的形态学改变

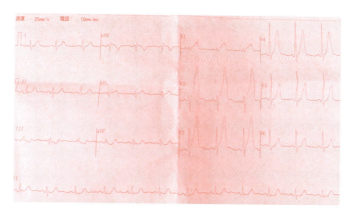

图 6-18 病例 50 胸痛 30min

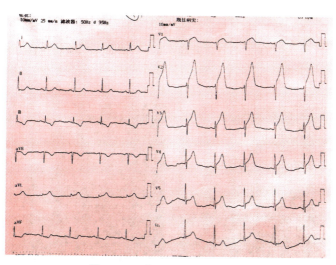

图 6-19 病例 50 胸痛 50min

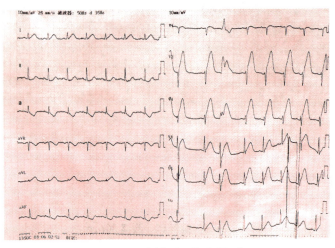

图6-20 病例50 胸痛60min

对患者进行了急症冠脉造影,发现前降支血管急性、完全闭塞,之后进行了血运重建(图6-21)。

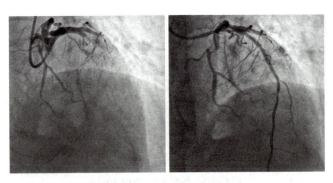

图6-21 病例50 冠脉造影

这是患者急症血运重建后第1天的心电图(图6-22)。对于这例患者,血运重建并没有改变心电图的经典演变,而是缩短了心电图演变的时限。

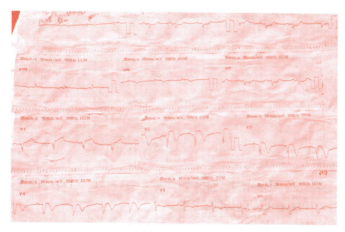

图6-22 病例50 血运重建后第1天

【病例51】

下面我们用5步法来解读一张心电图(图6-23)。

(1)心电图的描述:

1)基础心律为窦性心律,心率>100次/分,窦性心动过速; **(主导心律)**

2)可见多次过早发生的无相关心房波的宽大畸形QRS波,有完整代偿间歇,考虑频发室性早搏;**(激动起源的异常)**

3)无; **(激动传导的异常)**

4)V_1~V_4导联呈QS型,V_1~V_5导联ST段弓背抬高

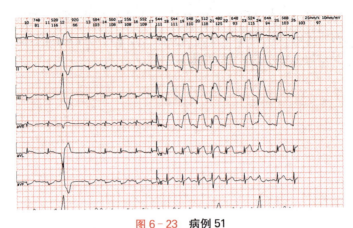

图 6-23 病例 51

0.2～1.0mV，考虑急性前壁心肌梗死。　　　　（形态描述）

（2）心电图的诊断：

1）窦性心动过速；

2）频发室性早搏；

3）急性广泛前壁心肌梗死。

6.3.2 非 ST 段抬高型心肌梗死

【病例 52】

患者"反复胸闷不适 1 周，加重 1 小时"来院，心电图如图 6-24 所示。在心电图中，未发现明显的 ST 段改变，但是在随访心肌标志物时，发现肌钙蛋白进行性升高，故诊断为非 ST 段抬高型心肌梗死。

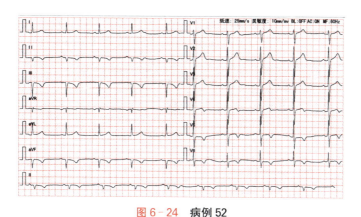

图6-24 病例52

（1）心电图的描述：

1）基础心律为窦性心律，心率<60次/分，窦性心动过缓； **（主导心律）**

2）无； **（激动起源的异常）**

3）无； **（激动传导的异常）**

4）可见 V_4～V_6 导联 T 波双向、倒置，下壁导联 T 波倒置。 **（形态描述）**

（2）心电图的诊断：

1）窦性心动过缓；

2）T 波改变（Ⅱ，Ⅲ，aVF，V_5，V_6 导联 T 波倒置、双向）；

3）下壁心肌梗死可能。

【病例53】

这是另一位患者，"反复胸闷1月余"，急诊查肌钙蛋白进行性增高。胸闷时心电图检查如图6-25。

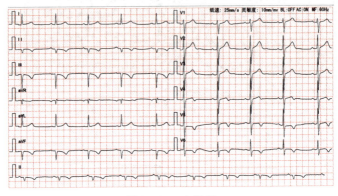

图6-25 病例53

(1) 心电图的描述:

1) 基础心律为窦性心律,心率约为60次/分;

(主导心律)

2) Ⅱ导联最后一个QRS波提前出现,时限、形态正常,考虑房性早搏; **(激动起源的异常)**

3) 无; **(激动传导的异常)**

4) $V_1 \sim V_4$ 导联T波双向,$V_1 \sim V_3$ 的R波上升不良。

(形态描述)

(2) 心电图的诊断:

1) 窦性心律;

2) 偶发房性早搏;

3) 前壁导联T波双向;

4) 前壁心肌梗死不能除外。

6.3.3 不稳定性心绞痛

【病例 54】

在患者心绞痛发作时,心电图可能出现一些非特异性改变,也可能与既往心电图类似,但是反复查肌钙蛋白,没有进行性升高(图 6-26)。

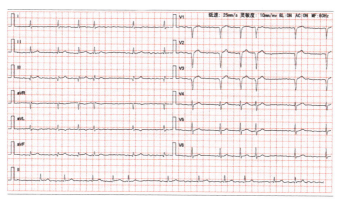

图 6-26 病例 54

(1) 心电图的描述:

1) 各导联 P 波消失,代之以形态不规则的细小的 f 波;R-R 间期绝对不等,为心房颤动;　　　　　**(主导心律)**

2) 心房颤动;　　　　　　　　**(激动起源的异常)**

3) 未见;　　　　　　　　　　**(激动传导的异常)**

4) $V_1 \sim V_3$ 导联均呈 QS 型。　　**(形态描述)**

(2) 心电图的诊断:

1) 心房颤动;

2）$V_1 \sim V_3$ 导联 QS 型；

3）前间壁陈旧性心肌梗死可能。

6.3.4 考究一刻

局限于 $V_1 \sim V_4$ 导联的 ST 段明显下移，伴随右胸导联的高 R 波和直立的 T 波，提示正后壁心梗或左回旋动脉阻塞。这种情况下，后壁导联（V_7、V_8、V_9）及二维超声心动图有助于诊断。

对于新出现的左束支传导阻滞（LBBB）伴有典型缺血病史的患者，应采用下列 3 种心电图标准之一诊断为心肌梗死：

(1) 在 QRS 正向波的导联上 ST 段抬高$\geqslant 0.1\,\text{mV}$；

(2) $V_1 \sim V_3$ 导联上 ST 下移$\geqslant 0.1\,\text{mV}$；

(3) 在 QRS 呈负向波的导联上，ST 段$\geqslant 0.5\,\text{mV}$。

非特异性 ST 段和 T 波变化：ST 段偏移$< 0.5\,\text{mm}$（$0.05\,\text{mV}$）或 T 波倒置$\leqslant 2\,\text{mm}$（$0.2\,\text{mV}$）对诊断帮助不大。

Ⅲ导联上孤立的 Q 波可能是正常的心电图，特别是在下壁任何导联上都没有复极异常时。

ST 段和 T 波变化时还需考虑其他可能的常见原因（见 6.4）。

6.4 ST 段抬高的鉴别诊断

ST 段抬高的心电图，要注意鉴别下列 7 种情况：

(1) 急性 ST 段抬高型心肌梗死；
(2) 室壁瘤形成；
(3) 变异性心绞痛；
(4) 急性心包炎；
(5) Brugada 综合征；
(6) 左束支传导阻滞/起搏心律；
(7) 早期复极综合征。

【病例 55】

患者心肌梗死、支架植入术后 1 年，多次随访心电图无明显改变（图 6-27），故考虑为室壁瘤形成。

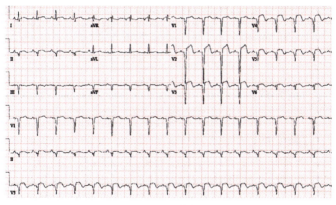

图 6-27 病例 55

【病例 56】

患者女性，23 岁，"突发胸痛 1 天"来华山医院就诊，急诊心电图发现 V_1、V_2 导联 ST 段抬高（图 6-28），合并肌钙蛋白轻度升高。立即行急诊冠脉造影,冠脉各支血管未发现明显异常。入院第3天出现呼吸困难,颈静脉怒张,心超检查显示大量心包积液,最终诊断为急性心包炎。

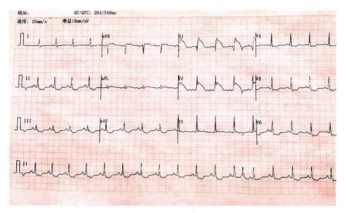

图6-28 病例56

【病例57】

图6-29所示心电图则是窦性心律,完全性左束支传导阻滞。

【病例58】

再来看图6-30,其诊断为:窦性心律,$V_1 \sim V_2$导联呈完全性右束支传导阻滞形态合并ST段抬高、T波倒置,考虑Brugada样心电图,Ⅰ型。

【病例59】

图6-31所示心电图的诊断为:窦性心律,$V_1 \sim V_2$导联呈完全性右束支传导阻滞形态合并ST段抬高、T波倒置,考虑Brugada样心电图。

6 第4步 可描述的形态学改变

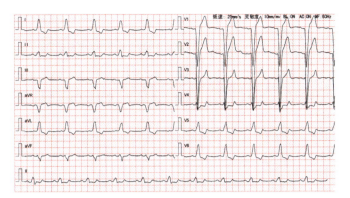

图6-29 病例57

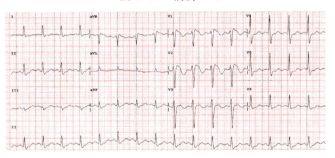

图6-30 病例58

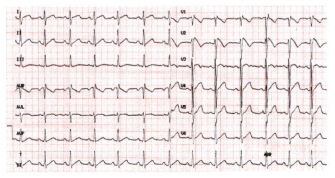

图6-31 病例59

【病例60】

患者男性,20岁,常规体检发现心电图异常,来华山医院复查(图6-32)。其心电图诊断:窦性心律,V_2~V_6导联ST段抬高0.2 mV~0.5 mV,结合临床,考虑为早期复极综合征。

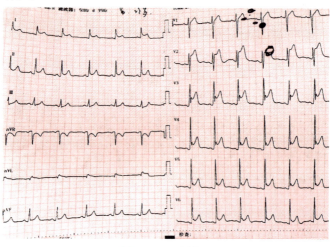

图6-32　病例60

6.5　考究一刻

6.5.1　ST段抬高的心电图质控

(1) 应描述ST段抬高的形态及幅度。如:弓背向上型、下斜型、马鞍型及凹面向上型等。

（2）正常人 ST 段抬高于肢体导联不超过 1 mm，V_1～V_3 导联不超过 3 mm，V_4～V_6 导联不超过 1 mm。

（3）有明确心肌梗死病史 3 个月以上，梗死部位 ST 段仍呈抬高，临床无胸痛等症状，在描述 ST 段改变的同时可以提示室壁瘤形成。

（4）如以 J 点上移为特征的 ST 段改变，可提示心室早期复极，但必须先描述 ST 段抬高再做提示，不能直接诊断心室早期复极。此种心电图多见于中青年男性，心室率较慢时，以左胸导联明显。

（5）心胸外科手术以后出现的 ST 段抬高及其他不明原因的 ST 段抬高，以描述为主，并写上结合临床考虑。

6.5.2　QRS‐T 同向是因为先除极的心室肌后复极吗

心室肌细胞可分为心内膜下心肌细胞、心外膜下心肌细胞和中层细胞，其 0 相均为 1～2 ms，但由于不同部位离子转运通道和电耦联的差异，中层后除极电位（after depolarization potential，ADP）时程最长，心内膜下次之，心外膜下最短；故心外膜最早进入 3 相，复极最快。在 2 相和 3 相时期，3 个部位的膜电位综合向量整合后是 1 个与 QRS 主波同向的波。

心内膜下、中层和心外膜下的心室肌本身在细胞电生理上存在巨大差异。

先除极的地方必然先复极，但后除极的地方复极更快、结束更早，使整个心室的膜电位梯度指向外膜，故 QRS 向量与 T 波向量方向大致同向。

复极初期心室肌各部位均处于 2 相时,膜电位稳定在约 0mV,没有明显的膜电位梯度,故不产生正向或负向的 ST 向量,ST 段在基线水平。当出现心肌疾病或缺血损伤等各种因素,使各部位心室肌 2 相的膜电位在空间上水平各异,或在时间连续性上各处不能同时处于 2 相,出现了明显的膜电位差,ST 段就会偏离基线。

7
第5步 是不是起搏心电图

引言

随着医疗技术进展,起搏器在临床上越来越常见。在各种科室的疾病诊疗中,均可能遇见植入过起搏器的患者。因此,在住院医师培养期间,就必须认识起搏心电图。

本章精彩内容剧透:

＊起搏心电图的规律解读
＊起搏器的编码
＊起搏器的历史
＊起搏器的诊断顺序
＊起搏心电图的解读
＊起搏故障心电图
＊起搏器介导的心动过速

7.1 起搏心电图的解读规律

起搏器分为两部分。一为脉冲发生器,即冲动的发放装置,可以简单地理解为电源加上芯片;二为起搏电极,即冲动的传导装置,可以简单地理解为导线。脉冲发生器常埋藏在胸大肌上方的皮下组织中,或左右前胸锁骨下窝;起搏电极则通过同侧头静脉、腋静脉或锁骨下静脉至上腔静脉进入心腔。

单腔起搏器由脉冲发生器和一根起搏电极组成,双腔起搏器由脉冲发生器和2根起搏电极组成。

起搏电极具有2个功能:

(1) 起搏功能:顾名思义,就是将电冲动发放至心肌组织,使心肌组织去极化。

(2) 感知功能:可捕捉心肌的电信号,从而明确有无起搏需要,是否需要转换起搏器工作模式。

【病例61】

因此,在心电图(图7-1)上,可以看见以固有频率(通常为60次/分)或者以特定规律(例如,在每个P波之后)出现的起搏钉。

起搏器心电图的识别遵循以下3点:①找起搏钉(起搏信号)判断是否为起搏心电图;②起搏钉之前看距离(感知),起搏钉之后看形态(夺获,是先心房波还是心室波),判断起搏器是否带动起来和起搏器工作模式;③有特殊功能,还是起搏故障起搏器工作状况的进一步体现。

(1) 心电图的描述:

7 第5步 是不是起搏心电图

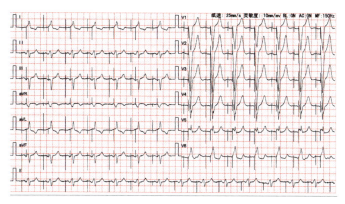

图7-1 病例61

1）各导联均可看见P波之前、QRS波群之前起搏信号钉，频率为82次/分。**（主导心律）**

2）起搏心律，心房、心室顺序起搏。**（激动起源的异常）**

3）起搏心律，心房、心室顺序起搏。P波、QRS波形状与正常心电图不同。**（激动传导的异常）**

4）无。**（形态描述）**

5）房室顺序起搏［直接数字检测器（DDD）起搏器］。

（起搏相关描述）

（2）心电图的诊断：DDD起搏器，房室顺序起搏，起搏功能未见异常。

[病例62]

（1）心电图的描述（图7-2）：

1）各导联P波消失，QRS波群前面可见起搏信号钉，起搏频率为60次/分。主导心律为单纯心室起搏（VVI）起搏

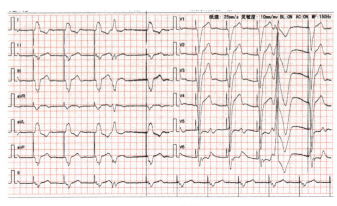

图 7-2 病例 62

心律。 **(主导心律)**

2) Ⅱ导联第 4 个 QRS 波宽大畸形,形态与其他 QRS 波不同,其前无起搏钉,考虑室性早搏。因整张心电图中仅发生一次室性早搏,故为偶发室性早搏。同时我们看到 V_1~V_6 导联也存在单个 QRS 波宽大畸形,形态与其他 QRS 波不同,其前无起搏钉,同样考虑室性早搏。 **(激动起源的异常)**

3) 未见。 **(激动传导的异常)**

4) 未见。 **(形态描述)**

5) 各导联可以看见提前出现的、宽大畸形的 QRS 波群,复极方向和主波方向相反,在提前出现的波群之后,至起搏信号的距离为 1 s,考虑起搏器感知 QRS 波群后重新计时。 **(起搏相关描述)**

(2) 心电图的诊断:

1) 起搏心律,VVI 起搏器,感知与起搏功能良好;

2) 偶发室性早搏。

7.2 起搏器的编码

1974年,心脏病学会国际委员会建议采用3位编码统一标识起搏器功能,仍是目前最常用的起搏器编码形式,其中第1位字母代表起搏位置,第2位字母代表感知位置,第3位字母代表感知后反应方式。现在起搏器的编码已经扩展为5位,第4位代表有无频率应答功能,第5位代表有无多部位起搏功能,我们常用的是前4位(表7-1)。

表7-1 起搏器的编码方法

起搏位置	感知位置	感知后反应方式	频率应答
A	A	I	O
V	V	T	R
D	D	D	

注:在起搏和感知中,A代表心房,V代表心室,D代表心房+心室;在反应方式中,I代表抑制,T代表触发,D代表触发+抑制;频率应答中,O代表无,R代表频率应答。

感知后抑制,就是说感知到心脏自身电活动后即抑制起搏器发放冲动,可见于AAI、VVI模式。感知后触发是指感知到心脏的电活动后,起搏器发放电冲动,可见于双腔起搏器的VAT形式。

比如,VVI模式:起搏和感知位置都在心室,当感知了自身心室电信号时,便抑制心室处的起搏脉冲发放,对自身心房的电活动不产生影响,为心室单腔按需起搏器(AAI模式起搏和感知位置都在心房)。DDD模式:为房室顺序起搏,心房与心室双腔感知,感知后反应方式为触发或抑制起搏脉冲发放。VAT模式:起搏在心室,感知在心房,感知后触发起搏脉冲发放。

单腔起搏器使用一根电极,放在心房或者心室中起搏,起搏的工作模式比较简单。双腔起搏器具有2根导线,因此可以在心房、心室分别感知和起搏,工作模式更多样化。双腔起搏器可以应用单腔模式工作。例如,在病态窦房结综合征(sick sinus syndrome, SSS)并植入双腔起搏器的患者中,在其发生房室结功能减退前,其工作模式实际为AAI。又例如在AVB并植入双腔起搏器的患者中,如果该患者发生阵发性房颤,房颤发作时其工作模式即为VVI。双腔起搏器的工作模式(图7-3)有:①心房起搏,心室起搏(ApVp);②心

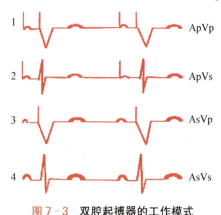

图7-3 双腔起搏器的工作模式

房起搏,心室感知(ApVs);③心房感知,心室起搏(AsVp);
④心房感知,心室感知(AsVs)。

7.2.1 感知心房,起搏心室

【病例 63】

由病史中可知患者植入 DDD 起搏器,在心电图上,可见窦性 P 波,但是心室均为起搏心电图(图 7-4),起搏器以感知心房后起搏心室(VAT)的工作模式在工作。

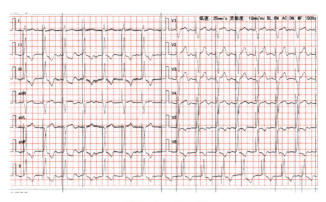

图 7-4 病例 63

7.2.2 心房心室续贯起搏

【病例 64】

在该患者的心电图(图 7-5)中,心房和心室的波群前面均可看见起搏信号钉,起搏器以心房起搏、心室起搏(DDD)的模式在工作。

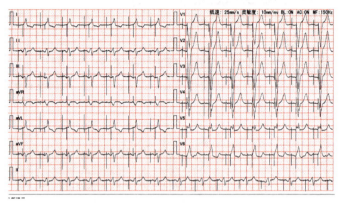

图 7-5 病例 64

7.2.3 起搏心房,感知心室

【病例 65】

在心电图中(图 7-6),心房 P 波前可以看见起搏信号钉,但是 QRS 波群是通过自身传导系统产生的波群。从心电图上,可以描述的起搏工作模式为 AAI,即起搏器以 AAI 的模式工作,起搏功能良好。

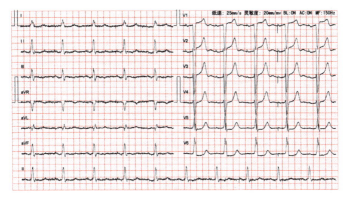

图 7-6 病例 65

7.2.4 心房和心室双感知

【病例 66】

在这张心电图(图 7-7)中,前 4 个 QRS 波群均未见起搏信号钉。在起搏器植入之后,自身心率高于起搏器设定的低限起搏心律,起搏器主要处于感知状态,在心电图中无法识别起搏。如果没有相关病史,诊断中不需要写出起搏功能;如果已经知道起搏器植入史,那么就需要写出起搏器处于感知状态,或者写出感知功能如何。在这张心电图中,从最下一栏长 Ⅱ 导联中可以看出,第 5 个心跳可以看见 P 波前方的起搏钉,第 8~11 个心跳,均可见 P 波前方起搏信号钉。主导心律部分为窦性心律,部分为心房起搏心律,第 4 个心跳为提前出现的波群,为房性早搏,未见激动传导异常,Ⅱ、Ⅲ和aVF导联的T波低平,起搏器的感知和起搏功能均未见异常。

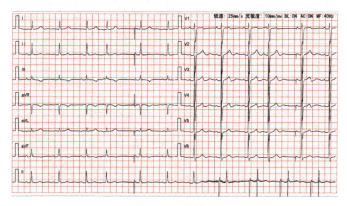

图7-7 病例66

(1)心电图的描述:

1)Ⅱ导联第1、2、3、6、7个心跳前可见窦性P波,为窦性心律。第5个心跳可以看见P波前方的起搏钉,第8～11个心跳,均可见P波前方起搏信号钉,心房起搏心律。

(主导心律)

2)Ⅱ导联第4个QRS波前P波形态与前3个不同,为房性早搏。**(激动起源的异常)**

3)起搏心律,P波、QRS波形状与正常心电图不同。

(激动传导的异常)

4）Ⅱ、Ⅲ和 aVF 导联的 T 波低平。　　**（形态描述）**

5）Ⅱ导联第 5、8 个心跳可见 P 波前方的起搏钉,为 AAI 模式起搏。Ⅱ导联第 9～11 个心跳可见 P 波前方起搏信号钉,为房室顺序起搏。起搏器的感知和起搏功能均未见异常。　　**（起搏相关描述）**

（2）心电图的诊断：

1）窦性心律；

2）偶发房性早搏；

3）下壁导联 T 波低平到浅倒；

4）DDD 起搏器,部分房室顺序起搏,部分以 AAI 模式起搏,心房感知以及起搏功能正常。

7.3　起搏器的小历史

1958 年 10 月 5 日,瑞典的斯德哥尔摩 Karoliaska 医院,胸外科医师 Ake Senning 为完全性房室传导阻滞患者 Arne Larson 植入了世界上首例埋藏式心脏起搏器。

在这之前,人类对心脏停搏导致的猝死和晕厥束手无策。Ⅲ度房室传导阻滞的患者被确诊以后,1 年内死亡率可以达到 50%,他们往往会陷入深深的恐惧中,然而 Arne Larson 却幸运地依赖起搏器使他的生命延续了 42 年,终年 83 岁,一生消耗 25 台心脏起搏器。

7.4 起搏器心电图的判读顺序

（1）起搏器心电图的判读：

1）自身心律：主导心律；

2）自身心律失常：是否存在激动起源异常，是否存在可见的激动传导异常；

3）起搏心律；

4）起搏功能及起搏器特殊功能；

5）起搏器故障。

（2）窦性心律和起搏心律形成房室分离时的诊断书写：

1）如两者形成完全性房室分离时应报各自的频率。如：窦性心律（68次/分），均未见下传心室，VVI起搏器（60次/分），带动良好。

2）如两者形成不全性房室分离，应将自身心律失常诊断在前，从中体现起搏器工作的状态。如：窦性心律（75次/分），Ⅱ度Ⅰ型房室传导阻滞，VVI起搏器（60次/分），感知带动良好。

（3）DDD起搏器的定义和书写：

1）若本次心电图只出现1种起搏模式，诊断书写定义为双腔起搏器；

2）若本次心电图出现2种或2种以上的起搏模式，书写定义为DDD起搏器。

7.5 起搏器心电图的解读示例

7.5.1 常见起搏工作模式的心电图解读

7.5.1.1 VVI工作模式

【病例67】

见图7-8。

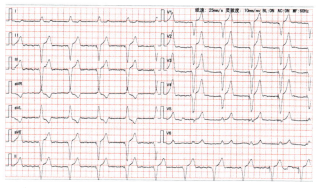

图7-8 病例67

心电图描述:主导心律是什么,有没有激动起源异常和传导异常,有没有可以描述的心电图改变,有没有起搏? 起搏的模式是哪种,功能是否正常?

(1) 心电图的描述:

1) 各导联P波消失,代之以大小不等、形状各异的f波(纤颤波),尤以V_1导联为最明显,心房f波的频率为350~

600次/分,为心房颤动; **(自身心律)**

2) 心房颤动; **(自身心律失常)**

3) 图中各导联QRS波增宽,R-R间期相等(60次/分),QRS前可见起搏钉,考虑VVI模式起搏,通过计算R-R间期可得起搏频率为60次/分; **(起搏心律)**

4) 感知和带动良好; **(起搏功能)**

5) 无。 **(起搏器故障)**

（2）心电图的诊断：

1) 心房颤动；

2) 起搏器植入术后,VVI起搏,起搏频率为60次/分,感知以及起搏带动良好。

7.5.1.2　DDD房室顺序起搏

【病例68】

见图7-9。

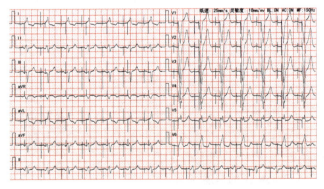

图7-9　病例68

(1) 心电图的描述：

1) 各导联窦性 P 波消失，考虑心房颤动； **(自身心律)**

2) 未见； **(自身心律失常)**

3) 各导联各心搏信号均可看见 P′波前和宽大畸形的 QRS 波前各有一个起搏钉。频率为 82 次/分，这是典型 DDD 房室顺序起搏的工作模式； **(起搏心律)**

4) 感知和带动良好； **(起搏功能)**

5) 无。 **(起搏器故障)**

(2) 心电图的诊断：DDD 起搏，房室顺序起搏，起搏功能未见异常。

7.5.1.3 VAT 工作模式

【病例 69】

见图 7-10。

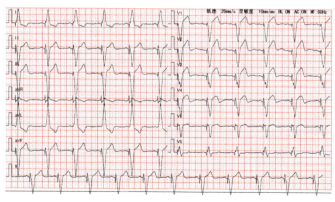

图 7-10 病例 69

(1) 心电图的描述:

1) 各导联可见窦性 P 波,为窦性心律;　　**(自身心律)**

2) 未见;　　**(自身心律的异常)**

3) 各导联每个窦性 P 波之后、QRS 波群之前有"尖波",考虑为起搏钉,为感知心房后起搏心室的 VAT 模式起搏;

(起搏心律)

4) 起搏感知和带动功能良好;　　**(起搏功能)**

5) 未见。　　**(起搏器故障)**

(2) 心电图的诊断:VAT 模式起搏器,感知和起搏功能良好。

7.5.1.4　AAI 模式

【病例 70】

见图 7-11。

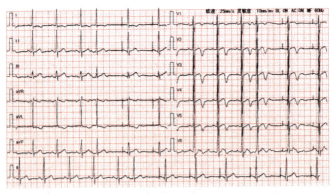

图 7-11　病例 70

（1）心电图的描述：

1）长Ⅱ导联前5个心跳均有规律明显的正向P波，且aVR导联P波倒置，V_1导联P波正负双向，为窦性心律；**（自身心律）**

2）12导联第4个心跳（长Ⅱ导联第6个）为提前出现的房性早搏；**（自身心律的异常）**

3）12导联第5个心跳（长Ⅱ导联第7个）开始均看到起搏钉，起搏钉前与上一个起搏信号距离为1 s（频率60次/分），起搏钉后带动心房除极产生P′波，继之窄QRS，这是典型AAI起搏的心电图特征；**（起搏心律）**

4）起搏器感知和带动功能良好；**（起搏功能）**

5）未见。**（起搏器故障）**

（2）心电图的诊断：窦性心律；偶发房性早搏；AAI起搏器（60次/分），心房感知和起搏功能正常。

7.5.2 心室融合波

【病例71】

该心电图（图7-12）中，第4个心跳和第9个心跳，起搏钉之后，QRS波群与其他起搏波群完全不同，为起搏融合波，即起搏信号和自身的心电信号融合形成的QRS波群。

心电图诊断：心房颤动，起搏器植入后，呈VVI模式起搏，偶见室性融合波，起搏功能良好。

起搏心搏与室性异位心搏形成融合现象时，诊断可以不

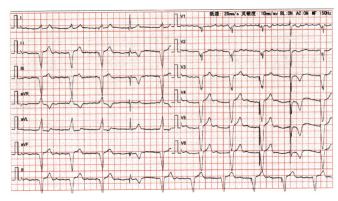

图 7-12 病例 71

描述。起搏心搏与室上性心搏形成融合现象时,诊断中要描述。

(1) 心电图的描述:

1) 各导联 P 波消失,代之以大小不等、形状各异的 f 波(纤颤波),心房 f 波的频率为 350～600 次/分,为心房颤动。各导联 QRS 波增宽,形态与正常心电图不同,R-R 间期相等,其前可见起搏钉,为起搏心律。**(主导心律)**

2) 心房颤动。**(自身心律失常)**

3) 各导联 QRS 波增宽,形态与正常心电图不同,R-R 间期相等,其前可见起搏钉,为起搏心律(VVI 起搏);第 4 个心跳和第 9 个心跳,起搏钉之后,QRS 波群与其他起搏波群完全不同,为起搏融合波,即起搏信号和自身的心电信号融合形成的 QRS 波群。**(起搏心律)**

4) 感知和带动功能良好。**(起搏功能)**

5）无。　　　　　　　　　**(起搏器故障)**

（2）心电图的诊断：

1）心房颤动；

2）起搏器植入后，呈 VVI 模式起搏，偶见室性融合波，起搏功能良好。

（3）进阶：起搏心搏与室性异位心搏形成融合现象时，诊断可以不描述。起搏心搏与室上性心搏形成融合现象时，诊断中要描述。

7.5.3　起搏器的过度感知

起搏器感知到自身的心电信号时，将停止起搏信号的发放。但是，如果因为各种情况，电极误感知到其他肌电信号，导致起搏器不再发放信号，可能导致心脏停搏，出现危险，这种情况也称为过度感知。在心电图中，起搏器过度感知形成长间歇，应甄别误感知的内容，在报告中不要写"无"字，例如心电图报告"无起搏信号"，避免产生临床纠纷。

【病例 72】

这是一例起搏器过度感知的心电图（图 7-13），起搏电极过度感知了肌电干扰信号，不再发放心室起搏信号，导致心脏停搏，形成长 R-R 间期。在图中可以看到规律出现的窦性 P 波。其诊断可以写为：窦性心律未见下传心室；DDD 起搏器呈 VAT 模式起搏，带动良好，在肌电干扰时见 RR 周期最长为 4.24 s。

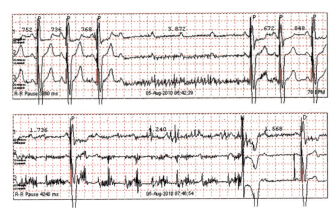

图 7-13 病例 72

7.6 起搏故障心电图

7.6.1 起搏故障心电图 1

【病例 73】

见图 7-14。

(1) 心电图的描述：

1) 各导联 P 波消失，R-R 间期绝对不等，心率 150 次/分左右，房颤心律。　　　　　　　　　　　　**(自身心律)**

2) 房颤心律。　　　　　　　　　　　**(自身心律失常)**

3) VOO 形式起搏。　　　　　　　　　　　**(起搏心律)**

4) 各导联均可看见起搏信号钉规律发放，频率约为 40

7 第5步 是不是起搏心电图

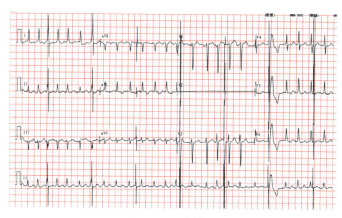

图 7-14 病例 73

次/分,未见感知心室而停止发放信号的现象。倒数第 5 个心跳,为起搏夺获。**(起搏功能)**

5) 感知功能不良,建议起搏程控。**(起搏器故障)**

(2) 心电图的诊断:

1) 心房颤动伴快速心室率;

2) 起搏器植入术后,起搏频率 40 次/分,带动良好,感知功能不良,建议起搏程控。

(3) 进阶:这种情况,可能为起搏电极感知功能不良,也可能是起搏器关闭了电极的感知功能,起搏器以低限 40 次/分的起搏频率 VOO 模式起搏,需要进行起搏程控以明确。在 VOO 模式下,起搏不再感知自身心律,直接发放起搏信号,如果患者存在自身心律时,起搏信号可能会打在前一个 T 波上,导致室性心动过速、心室颤动,出现生命危险。因此,必须建议进行起搏程控。

7.6.2 起搏故障心电图 2

【病例 74】

见图 7-15。

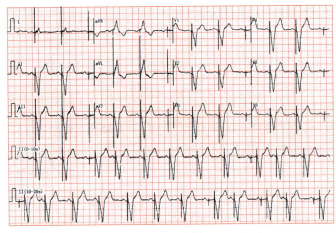

图 7-15 病例 74

(1) 心电图的描述：

1) 各导联均可见窦性 P 波,考虑为窦性心律；

(自身心律)

2) 无；**(自身心律失常)**

3) 各 P 波后的 QRS 波前可见起搏钉,考虑为 VAT 模式起搏；**(起搏心律)**

4) 各导联可以清晰地看到 P 波,但是心房的起搏在 P

波之后出现,在最下一列长Ⅱ导中的第8个、第10个和第12个心跳均可看见振幅小的起搏钉。心室起搏未见异常;

(起搏功能)

5) 无。

(起搏器故障)

(2) 心电图的诊断:

1) 窦性心律;

2) 起搏植入术后,DDD起搏器以VAT模式起搏,心室起搏功能良好,心房感知功能不良。

7.6.3 起搏故障心电图3

【病例75】

见图7-16。

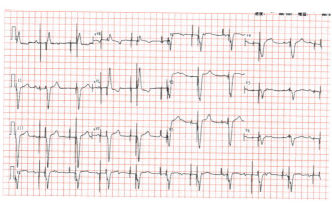

图7-16 病例75

(1) 心电图的描述:

1) 各导联均可见窦性 P 波,与 QRS 波无相关性,考虑窦性心律未下传心室。**(自身心律)**

2) 同上。**(自身心律失常)**

3) 可见部分 P 波前有起搏钉,QRS 波前均有起搏钉,考虑起搏心律,DDD 工作模式。**(起搏心律)**

4) 部分自身窦性 P 波后仍有起搏钉,因此为心房感知不良。部分起搏钉后未形成心房起搏的 P 波,考虑心房带动功能不良。各 QRS 波前均有起搏钉,心室带动功能良好。

(起搏功能)

5) 无。**(起搏器故障)**

(2) 心电图的诊断:

1) 窦性心律均未见下传心室;

2) DDD 起搏器呈房室顺序起搏,心房感知及带动功能不良,心室带动功能良好。

7.7 起搏器介导的心动过速

由双腔起搏系统参与诱发和维持的环形运动心动过速。

起搏器介导的心动过速(pacemaker mediated tachycardia,PMT)有 3 种表现形式:

(1) 患者在发生房性快速性心律失常时起搏器心室通道跟踪快速心房率导致的快速心室起搏;

(2) 过度感知心房腔的信号如肌电位;

（3）最常见的激动环形折返性心动过速。

在双腔起搏患者中，具备3个条件就可能会发生PMT：起搏器必须具有心房感知心室触发功能；心脏存在逆传功能；室房逆传时间长于心室后心房不应期。常常由室性早搏、房性早搏、心房感知不良、心房感知过度及心房起搏不良等因素导致（图7-17）。

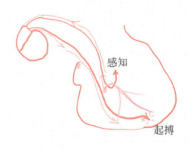

图7-17 起搏器介导性心动过速

【病例76】

经典的PMT如图7-18、7-19所示。

PMT出现于植入双腔起搏器的患者出现快速匀齐的心室起搏，其心电图特征如下。

（1）常由室性早搏诱发，也可由房性早搏、心房感知或起搏异常所诱发。

（2）宽QRS心动过速，无室房分离。

(3) 如果P波能被识别,表现如同VAT起搏方式,呈"心室起搏-逆P波-心室起搏"顺序反复。

(4) R-R间期匀齐,频率较快,频率等于或低于起搏器程控的上限频率,其频率取决于室房逆传的速度和不应期。

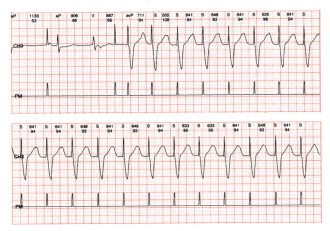

图7-18 病例76(1)

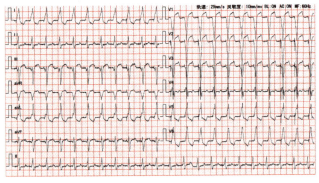

图7-19 病例76(2)

7.8 右心室心尖部与右心室流出道起搏的心电图

图 7-20A 为右心室心尖部起搏,胸前导联所有 QRS 波群均为主波向下,图 7-20B 为右心室流出道起搏心电图,除了 $V_4 \sim V_6$ 导联主波转折向上(意味起搏点偏右心的间隔侧);Ⅱ、Ⅲ、aVF 导联主波也向上。通常Ⅱ、Ⅲ、aVF 导联定上下,向上意味着起搏点位于心脏的上方,提示右心室流出道为起搏位点。

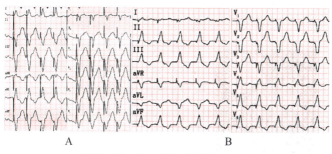

图 7-20 不同部位起搏的心电图

在双腔起搏器植入后,如果自身心率高于起搏低限,起搏器以心房感知和心室感知的模式工作,在心电图上可以完全看不见起搏钉;同时,随着起搏技术的进展,现在出现了希浦系统起搏、左束支区域起搏。这些通过正常传导系统的起搏方式,QRS 波群不增宽;植入双心室起搏进行心脏再同步化治疗的患者,两侧心腔同时起搏时,QRS 也不增宽;加上双极起搏时,起搏钉非常细小,对起搏心电图的识别有一定难度,如果有所怀疑,一定要密切结合患者的病史才能作出正确的诊断。

7.9 考究一刻

起搏钉怎么来的,为什么有的大有的小?

起搏钉(钉样信号)。

起搏钉的刺激信号是人工心脏起搏器发放的电刺激脉冲在心电图上的具体反应。起搏钉的方向、高低与电极的位置以及输出能量有关系(图7-21)。

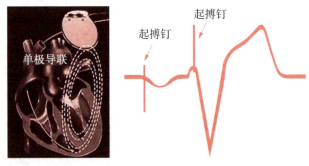

图7-21 **单极导联起搏钉**

单极起搏钉:ECG上刺激脉冲大。

双极起搏钉:ECG上刺激脉冲小(图7-22)。

7 第5步 是不是起搏心电图

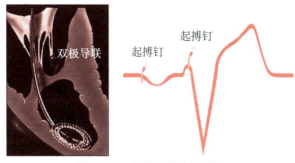

图 7-22 双极导联的起搏钉

思考题

请根据起搏器的诊断顺序分析以下心电图。

【病例 77】

(1) 心电图(图 7-23)的描述：

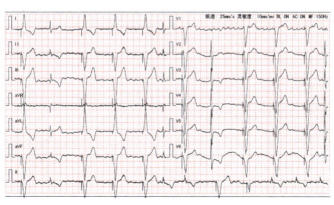

图 7-23 病例 77

1) 各导联 P 波消失,代之以大小不等、形状各异的 f 波(纤颤波),尤以 V_1 导联为最明显,心房 f 波的频率为 350～600 次/分,为房颤心律。图中可见 QRS 波前起搏钉,为起搏心律。 **(主导心律)**

2) 同上。 **(激动起源的异常)**

3) 起搏心律,QRS 波形状与正常心电图不同。

(激动传导的异常)

4) 无。 **(形态描述)**

5) 第 1、3、4、8 个 QRS 波群宽大,各自与前一 QRS 波群的 RR 间期为 1s,QRS 波群前无 P 波,QRS 波群前可见钉样信号,考虑为起搏钉。第 9 个 QRS 波群较纯起搏 QRS 波群窄,较自身 QRS 波群宽,波群前有起搏钉,考虑为起搏波形和自身激动的融合。 **(起搏相关描述)**

(2) 心电图的诊断:心房颤动;起搏器以 VVI 模式工作,部分见起搏融合波,感知和起搏功能良好。

【病例 78】

(1) 心电图(图 7-24)的描述:

1) 全部 QRS 波群宽大,每一 QRS 波群前可见 P 波,未见起搏钉。但根据Ⅱ、Ⅲ、aVF 导联呈 QS 型,胸前导联同向性、aVR 导联主波向上,考虑为右心室心尖部起搏可考虑 VAT 模式起搏,P 波频率 60 次/分,节律整齐,考虑 DDD 模式起搏可能大,即房室顺序起搏。 **(主导心律)**

2) 同上。 **(激动起源的异常)**

3) 起搏心律,QRS 波形状与正常心电图不同。

(激动传导的异常)

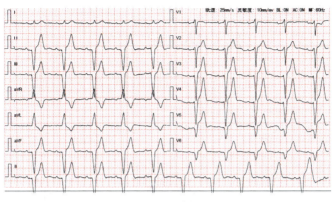

图 7-24 病例 78

4)无。　　　　　　　　　　　　　　(形态描述)

5)同主导心律。　　　　　　　　　(起搏相关描述)

(2)心电图的诊断:DDD 起搏器,房室顺序起搏,心房感知以及起搏功能正常。

8

想一想,练一练

引言

本章是练习章节,我们精选了来自临床一线的心电图来充实您的读图量。请不要忘了用 5 步法的判读原则分析每一张心电图。可直接在空白处作答,答案见本章末。

5 步法

(1) 主导心律是什么?
(2) 是否存在激动起源异常?
(3) 是否存在激动传导异常?
(4) 描述形态,是否异常?
(5) 是否存在起搏现象和能否描述起搏功能?

8.1 练习题

【病例 79】

患者 78 岁男性。心电图如图 8-1 所示。

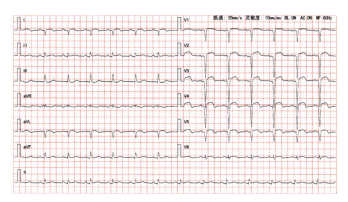

图 8-1　病例 79

（1）心电图的描述：

1) _____（主导心律）
2) _____（激动起源的异常）
3) _____（激动传导的异常）
4) _____（形态描述）
5) _____（起搏相关描述）

（2）心电图的诊断：
_____

【病例 80】

患者 30 岁女性。体检心电图如图 8-2 所示。

（1）心电图的描述：

1) _____（主导心律）
2) _____（激动起源的异常）
3) _____（激动传导的异常）

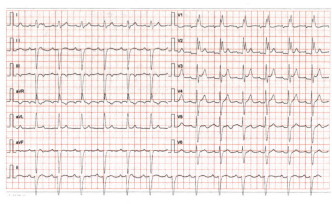

图8-2 病例80

4)_____（形态描述）

5)_____（起搏相关描述）

（2）心电图的诊断：

_____

[病例81]

患者22岁男性。体检心电图如图8-3所示。

（1）心电图的描述：

1)_____（主导心律）

2)_____（激动起源的异常）

3)_____（激动传导的异常）

4)_____（形态描述）

5)_____（起搏相关描述）

（2）心电图的诊断：

_____

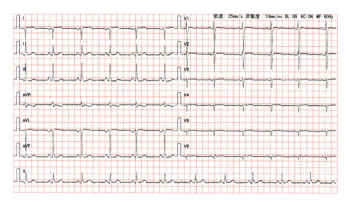

图 8-3 病例 81

【病例 82】

患者 35 岁男性。心电图如图 8-4 所示。

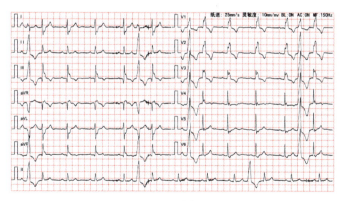

图 8-4 病例 82

(1) 心电图的描述:

1) _____（主导心律）
2) _____（激动起源的异常）
3) _____（激动传导的异常）
4) _____（形态描述）
5) _____（起搏相关描述）

（2）心电图的诊断：
_____

【病例83】

患者65岁女性。体检心电图如图8-5所示。

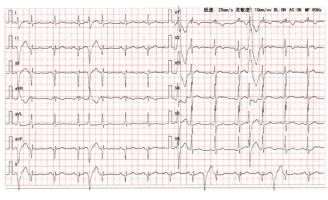

图8-5 病例83

（1）心电图的描述：
1) _____（主导心律）
2) _____（激动起源的异常）
3) _____（激动传导的异常）

4) _____(形态描述)
5) _____(起搏相关描述)
(2) 心电图的诊断：

_____

【病例 84】

患者 38 岁女性，因"心悸 6 个月"入院。心电图如图 8-6 所示。

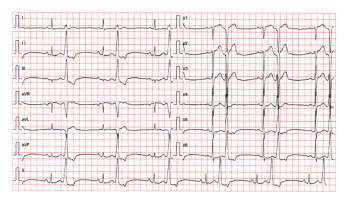

图 8-6 病例 84

(1) 心电图的描述：
1) _____(主导心律)
2) _____(激动起源的异常)
3) _____(激动传导的异常)
4) _____(形态描述)
5) _____(起搏相关描述)
(2) 心电图的诊断：

【病例85】

患者18岁女性,因"胸前区不适1月"至门诊就诊。心电图如图8-7所示。

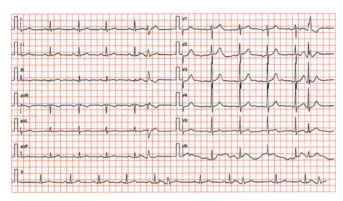

图8-7 病例85

(1)心电图的描述:

1) _____(主导心律)

2) _____(激动起源的异常)

3) _____(激动传导的异常)

4) _____(形态描述)

5) _____(起搏相关描述)

(2)心电图的诊断:

【病例86】

患者52岁女性。心电图如图8-8所示。

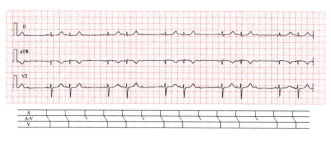

图 8-8 病例 86

(1) 心电图的描述：

1) ＿＿＿＿＿＿＿＿＿＿＿＿＿＿＿＿＿＿（主导心律）

2) ＿＿＿＿＿＿＿＿＿＿＿＿＿＿＿＿（激动起源的异常）

3) ＿＿＿＿＿＿＿＿＿＿＿＿＿＿＿＿（激动传导的异常）

4) ＿＿＿＿＿＿＿＿＿＿＿＿＿＿＿＿＿＿（形态描述）

5) ＿＿＿＿＿＿＿＿＿＿＿＿＿＿＿＿（起搏相关描述）

(2) 心电图的诊断：

＿＿＿＿＿＿＿＿＿＿＿＿＿＿＿＿＿＿＿＿＿＿＿＿＿＿＿

[病例 87]

患者 48 岁男性。体检心电图如图 8-9 所示。

(1) 心电图的描述：

1) ＿＿＿＿＿＿＿＿＿＿＿＿＿＿＿＿＿＿（主导心律）

2) ＿＿＿＿＿＿＿＿＿＿＿＿＿＿＿＿（激动起源的异常）

3) ＿＿＿＿＿＿＿＿＿＿＿＿＿＿＿＿（激动传导的异常）

4) ＿＿＿＿＿＿＿＿＿＿＿＿＿＿＿＿＿＿（形态描述）

5) ＿＿＿＿＿＿＿＿＿＿＿＿＿＿＿＿（起搏相关描述）

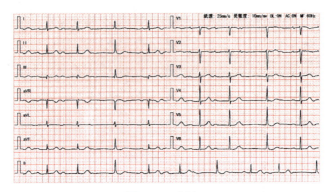

图8-9 病例87

(2)心电图的诊断:

【病例88】

患者50岁男性,因"头晕伴黑矇1月"至门诊。心电图如图8-10所示。

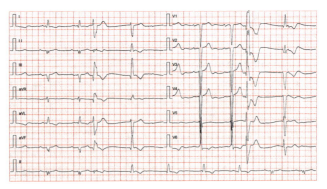

图8-10 病例88

（1）心电图的描述：

1) _____（主导心律）

2) _____（激动起源的异常）

3) _____（激动传导的异常）

4) _____（形态描述）

5) _____（起搏相关描述）

（2）心电图的诊断：

_____

【病例89】

患者60岁女性。心电图如图8-11所示。

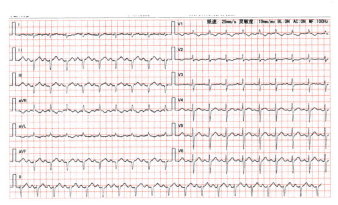

图8-11 病例89

（1）心电图的描述：

1) _____（主导心律）

2) _____（激动起源的异常）

3) _____（激动传导的异常）

4) _____（形态描述）
5) _____（起搏相关描述）
（2）心电图的诊断：
_____

【病例 90】

患者 45 岁男性。心电图如图 8-12 所示。

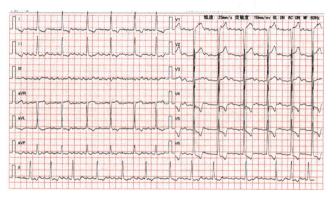

图 8-12　病例 90

（1）心电图的描述：
1) _____（主导心律）
2) _____（激动起源的异常）
3) _____（激动传导的异常）
4) _____（形态描述）
5) _____（起搏相关描述）
（2）心电图的诊断：
_____

【病例91】

患者68岁男性。心电图如图8-13所示。

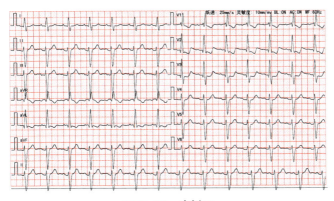

图8-13 病例91

(1) 心电图的描述：

1) _____（主导心律）

2) _____（激动起源的异常）

3) _____（激动传导的异常）

4) _____（形态描述）

5) _____（起搏相关描述）

(2) 心电图的诊断：

_____

【病例92】

患者,83岁男性,因"发作性意识丧失1个月"收治入院。心电图如图8-14所示。

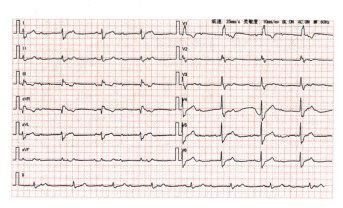

图 8-14　病例 92

(1) 心电图的描述：

1) ＿＿＿＿＿＿＿＿＿＿＿＿＿＿＿＿＿＿＿（主导心律）

2) ＿＿＿＿＿＿＿＿＿＿＿＿＿＿＿＿＿（激动起源的异常）

3) ＿＿＿＿＿＿＿＿＿＿＿＿＿＿＿＿＿（激动传导的异常）

4) ＿＿＿＿＿＿＿＿＿＿＿＿＿＿＿＿＿＿＿（形态描述）

5) ＿＿＿＿＿＿＿＿＿＿＿＿＿＿＿＿＿（起搏相关描述）

(2) 心电图的诊断：

＿＿＿＿＿＿＿＿＿＿＿＿＿＿＿＿＿＿＿＿＿＿＿＿＿＿＿

【病例 93】

患者 20 岁女性。心电图如图 8-15 所示。

(1) 心电图的描述：

1) ＿＿＿＿＿＿＿＿＿＿＿＿＿＿＿＿＿＿＿（自身心律）

2) ＿＿＿＿＿＿＿＿＿＿＿＿＿＿＿＿＿（自身心律失常）

3) ＿＿＿＿＿＿＿＿＿＿＿＿＿＿＿＿＿＿＿（起搏心律）

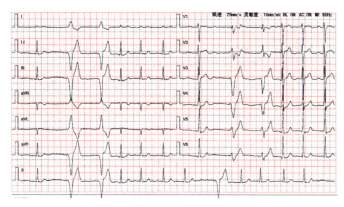

图 8-15 病例 93

4) _____（起搏功能）
5) _____（起搏器故障）
（2）心电图的诊断：
_____

【病例 94】

患者起搏器植入 2 年,至门诊随访。心电图如图 8-16 所示。

（1）心电图的描述：
1) _____（自身心律）
2) _____（自身心律失常）
3) _____（起搏心律）
4) _____（起搏功能）
5) _____（起搏器故障）

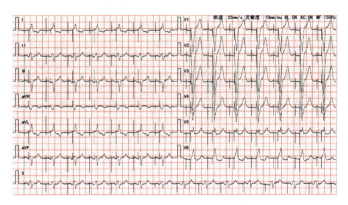

图 8-16　病例 94

（2）心电图的诊断：

【病例 95】

患者 50 岁男性。心电图如图 8-17 所示。

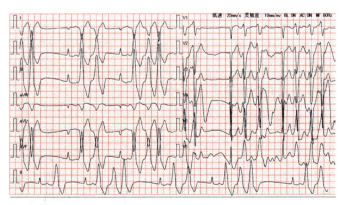

图 8-17　病例 95

(1) 心电图的描述：

1) _____（主导心律）

2) _____（激动起源的异常）

3) _____（激动传导的异常）

4) _____（形态描述）

5) _____（起搏相关描述）

(2) 心电图的诊断：

_____

【病例96】

患者60岁男性，因"心悸20分钟"入院就诊。心电图如图8-18所示。

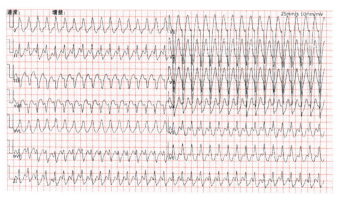

图8-18 病例96

(1) 心电图的描述：

1) _____（主导心律）

2) _____（激动起源的异常）
3) _____（激动传导的异常）
4) _____（形态描述）
5) _____（起搏相关描述）

（2）心电图的诊断：_____

【病例 97】

患者 73 岁男性,因"突发意识不清 1 次"来华山医院神经内科急诊,神经内科查体未发现明显异常,送来行心电图检查（图 8 - 19）,请给出心电图的解读。

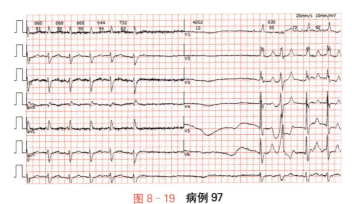

图 8 - 19 **病例 97**

（1）心电图的描述：
1) _____（主导心律）
2) _____（激动起源的异常）
3) _____（激动传导的异常）

4) _____（形态描述）
5) _____（起搏相关描述）
（2）心电图的诊断：
_____

[病例98]

患者32岁男性,因"心悸1周"入院。心电图如图8-20所示。

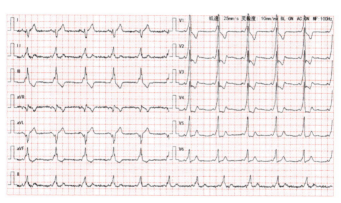

图8-20　病例98

（1）心电图的描述：
1) _____（主导心律）
2) _____（激动起源的异常）
3) _____（激动传导的异常）
4) _____（形态描述）
5) _____（起搏相关描述）

（2）心电图的诊断：

_____

8.2 练习题答案及解析

【病例 79】

主导心律：窦性心律，心律 96 次/分；节律整齐；

激动起源异常：未见提前出现的异常 P 波或异常 QRS 波，排除激动起源异常；

激动传导异常：P－R 间期 154 ms，QRS 时程 92 ms，均在正常范围内，无房室传导阻滞、室内传导阻滞等，排除激动传导异常；

形态学改变描述：Ⅰ导联主波向下，Ⅲ导联主波向上，为电轴右偏；在Ⅰ、aVL、$V_{1\sim6}$ 均见病理性 Q 波，ST 段弓背抬高，符合广泛前壁心梗的心电图表现，考虑为急性期向亚急性期转变，具体时期需结合临床；

起搏器相关：不适用。

心电图诊断：①窦性心律；②QRS 电轴右偏；③Ⅰ、aVL、$V_{1\sim6}$ 弓背抬高 1～3 mm（考虑急性广泛前壁心梗，请结合临床）。

【病例 80】

主导心律：Ⅱ导联 P 波直立，aVR 导联 P 波倒置，V_1 导联 P 波先正后负，为窦性心律；

激动起源异常：未见提前出现的异常 P 波或异常 QRS

波,排除激动起源异常;

激动传导异常:P-R 间期 220 ms,Ⅰ度房室传导阻滞;QRS 时程 128 ms,V_1 导联的综合波呈 RSR' 型的 M 形波,其 VAT 时限≥0.06 s,为完全性右束支传导阻滞的特征表现;Ⅱ、Ⅲ、aVF 呈 rS 型,SⅢ>SⅡ,Ⅰ、aVL 呈 qR 型(或 R 型),R 波 aVL>Ⅰ,并同时 aVL>aVR,为左前分支传导阻滞;

形态学改变描述:见第 3 条;

起搏器相关:不适用。

心电图诊断:①窦性心律;②Ⅰ度房室传导阻滞;③完全性右束支阻滞;④左前分支阻滞。

【病例 81】

主导心律:Ⅰ、aVL 导联 P 波、QRS 波、T 波向下倒置,为窦性心律;

激动起源异常:无提前出现的异常 P 波或 QRS 波群,无激动起源异常;

激动传导异常:P-R 间期正常范围内,QRS 波群形态时限正常;

形态描述:各肢体导联 P 波极性正常,Ⅰ导联 QRS 波倒置,Ⅱ、Ⅲ导联正向;V_1~V_6 导联 R 波振幅逐渐降低,S 波由深变浅,考虑右位心。

起搏器相关描述:不适用。

心电图诊断:①窦性心律;②右位心。

右位心者诊断时应先做一份标准导联心电图,再做一份右侧导联心电图,同时将左右手电极互换,避免遗漏伴随诊断。右侧导联心电图必须重标导联并标明左右手反接。

【病例 82】

主导心律：Ⅱ导联 P 波直立，V_1 导联 P 波双向：先正后负，为窦性心律。

激动起源异常：长Ⅱ导联可见宽大、畸形的 QRS 波，为频发，其前无窦性 P 波，故可判断频发性室性早搏。本例室性早搏后无代偿间歇，为"插入性室性早搏"。

激动传导异常：V_1、V_2 导联 QRS 波群呈 rsR′型，V_3 导联 QRS 波群呈 M 型；Ⅰ、V_5、V_6 导联 S 波增宽/有切迹（时限≥0.04 s）；V_1、V_2 导联 ST 段轻度压低、T 波倒置，故为完全性右束支传导阻滞。

形态描述：无其他明显异常。

起搏器相关描述：不适用。

心电图诊断：①窦性心律；②频发室性早搏呈插入型；③完全性右束支传导阻滞。

【病例 83】

主导心律：Ⅱ导联 P 波直立，V_1 导联 P 波双向：先正后负，为窦性心律；

激动起源异常：长Ⅱ导联可见第 1、5、11、15 个 QRS 为宽大、畸形的 QRS 波，为频发，其前无窦性 P 波，故可判断频发性室性早搏，呈插入型；

激动传导异常：未见；

形态描述：Ⅱ、Ⅲ、aVF 病理性 Q 波，考虑陈旧性下壁心梗；$V_{4\sim6}$ T 波低直立；

起搏器相关描述：不适用。

心电图诊断：①窦性心律；②频发室性早搏呈插入型；③陈旧性下壁心肌梗死；④轻度 T 波改变（$V_{4\sim6}$ T 波低直立，<R1/10）。

【病例 84】

主导心律：Ⅱ导联 P 波直立，V_1 导联 P 波双向：先正后负，为窦性心律；

激动起源异常：可见宽大畸形的 QRS 波，呈二联律（早搏和窦性搏动交替出现），其前无窦性 P 波。长Ⅱ导联第 2、4、6、8、10 个 QRS 波均为室性早搏。V_1 导联呈 rS 型，与左束支传导阻滞 V_1 导联类似，当室性早搏的异位起搏点位于右心室时可有以上表现；

激动传导异常：未见；

形态描述：无；

起搏器相关描述：不符合。

心电图诊断：①窦性心律；②频发室性早搏，呈二联律。

V_1 导联 QRS 波群呈 rS 型（r 波极小、S 波明显加深加宽）可判断室性早搏起源于右心室；根据Ⅱ、Ⅲ、aVF 导联 QRS 波主波向上，可判断室性早搏起源于右心室流出道。

【病例 85】

主导心律：Ⅱ导联 P 波直立，V_1 导联 P 波双向：先正后负，为窦性心律；

激动起源异常：可在长Ⅱ导联上看到期前出现的 P′波（与上一个 T 波融合在一起），其后有增宽变形的 QRS 波，故为频发性早搏伴心室内差异性传导。所谓差异性传导，就是指早搏来得过早，一部分心室传导组织还处在不应期中，激动部分沿普通心肌传导,导致传导变慢,QRS波增宽。本例V_1导联上的表现类似右束支传导阻滞,即QRS波群呈rsR′型。

激动传导异常:见上;

形态描述:无;

起搏器相关描述:不符合。

心电图诊断:①窦性心律;②频发性早搏伴心室内差异性传导。

【病例86】

主导心律:Ⅱ导联P波直立,aVR导联P波倒置,为窦性心律;

激动起源异常:综合Ⅱ、aVR、V_2导联看,P波形态规则,P-P固定,每个QRS波群前均有P波,QRS波群均呈室上性,无激动起源异常;

激动传导异常:看Ⅱ导联,P-P固定,P-R间期固定,为0.14s,呈3∶2房室传导,突然出现QRS波群脱落,为Ⅱ度二型房室传导阻滞【莫氏现象】;

形态描述:未见其他显著异常;

起搏器心电图:不符合。

心电图诊断:①窦性心律;②Ⅱ度二型房室传导阻滞。

【病例87】

主导心律:Ⅱ导联P波直立,aVR导联P波倒置,V_1导联P波先正后负,为窦性心律;

激动起源异常:看长Ⅱ导联,第3个、第6个QRS波群为房室交界处逸搏;

激动传导异常：看长Ⅱ导联，P‐R间期逐渐延长，(第3个P波与上一个T波融合在一起，其后无正常QRS波，第3个QRS波群为房室交界处逸搏)直至出现QRS波群脱落，为【文氏现象】——Ⅱ度一型房室传导阻滞；

形态描述：未见其他明显异常；

起搏器心电图：不符合。

心电图诊断：①窦性心律；②Ⅱ度一型房室传导阻滞；③房室交界处逸搏。

【病例88】

主导心律：Ⅱ导联P波直立，aVR导联P波倒置，V_1导联上先正后负，且P‐P间期为115 ms，故为窦性心动过缓；

激动起源异常：从aVF导联上看，第3个QRS波提前出现，且主波向上，呈宽大畸形，为室性早搏；长Ⅱ导联4、5、6个QRS波，形态宽大，aVR导联主波向上，考虑为室性逸搏；第7个QRS波群稍窄，但形态和自身QRS波群仍有差异，其前有P波，考虑为融合波；

激动传导异常：从长Ⅱ导联上看，第5、6、7个心跳，P波与QRS波群之间没有关系，心房率为52次/分，心室率为55次/分，两者相近，结合QRS波群形态，为室性逸搏，室房分离；

形态描述：Ⅰ、aVL、V_5、V_6导联上ST段压低0.75～1 mm；V_5伴T波低直立，<同导联R1/10；Ⅰ、aVL、V_6导联T波倒置；前壁导联r波上升不良；

起搏器心电图：无。

心电图诊断：①窦性心动过缓；②偶发室性早搏；③室性

逸搏伴室房分离。

【病例89】

主导心律：Ⅱ导联P波直立，aVR导联P波倒置，V_1导联P波先正后负，心电图心率110次/分，故属于窦性心动过速；

激动起源异常：未见；

激动传导异常：未见；

可描述的形态学改变：Ⅰ导联QRS主波向下，Ⅲ导联主波向下，结合电轴+268°，心电轴极度右偏；V_3～V_4导联R/S<1，顺钟向转位；V_1导联呈R型，aVR导联qR型，RV_1+SV_5>1.05mV，结合电轴右偏和顺钟向转位和患者病史，考虑右心室肥大可能；

起搏器心电图：不符合。

心电图诊断：①窦性心动过速；②电轴极度右偏，顺钟向转位，V_1导联R/S>1，V_5、V_6导联R/S<1，aVR导联R/Q>1，提示右心室肥大，请结合临床。

右心室肥大心电图有时需要和肺栓塞的典型心电图进行鉴别。急性肺栓塞的心电图改变为不明原因新出现的心电图变化，包括：窦性心动过速、SⅠ、QⅢ、TⅢ、电轴右偏、右束支阻滞、右心室高电压和明显顺钟向转位等。

【病例90】

主导心律：各导联P波消失，RR间期不齐，为房颤心律；

激动起源异常：房颤心律；

激动传导异常：未见；

其他可描述的形态学改变：RV_5 3.55 mV，SV_1 2.33 mV，左心室肥大，伴 ST-T 改变（Ⅰ、Ⅱ、aVL、aVF、V_4、V_5、V_6 导联 ST 段下垂型压低 0.5～2 mm，伴 T 波倒置）；

起搏器心电图：不符合。

心电图诊断：①心房颤动；②左心室肥大，伴 ST-T 改变（Ⅰ、Ⅱ、aVL、aVF、V_4、V_5、V_6 导联 ST 段下垂型压低 0.5～2 mm，伴 T 波倒置）。

在没有相关病史时仅有单指标 RV_5＞25 mm，但＜30 mm 时不下左心室肥大的诊断；如单指标 RV_5＞30 mm，或 SV_1+RV_5＞40 mm（女性＞35 mm）时可下左心室高电压的诊断。

【病例 91】

主导心律：Ⅱ导联 P 波直立，aVR 导联 P 波倒置，V_1 导联 P 波先正后负，心电图心率 78 次/分，故属于窦性心律；

激动起源异常：未见；

激动传导异常：QRS 时限延长 150 ms，V_1 导联为 rSR′ 的 M 型，T 波倒置，为右束支传导阻滞；Ⅱ、Ⅲ、aVF 为 rS 型，且 SⅢ＞SⅡ，Ⅰ、aVL 呈 qR 型，RaVL＞RⅠ，电轴左偏，满足左前分支传导阻滞的条件；

形态描述：Ⅰ导联 QRS 主波向上，Ⅲ导联 QRS 主波向下，为电轴左偏；V_1 导联 R′/S＞1，V_5 R/S＜1，RV_1+SV_5＞1.05 mV，右心室高电压表现；

起搏器心电图：不符合。

心电图诊断：①窦性心律；②完全性右束支阻滞；③左前分支阻滞；④电轴左偏；⑤右心室肥大可能，请结合临床。

右束支阻滞时单纯 R′波＞15 mm 不要轻易作右心室肥大的诊断,在以下情况下可作诊断:①有引起右心室肥大的相关病史;②V_5 导联 R/S＜1;③电轴显著右偏。

【病例 92】

主导心律:Ⅱ导联 P 波直立,aVR 导联 P 波倒置,V_1 导联 P 波先正后负,为窦性心律;

激动起源异常:看长Ⅱ导联,P 波与 QRS 波群之间互不相关,P-P 间期固定,R-R 间期固定,P-R 间期不规则,为房室分离,心房和心室由各自的起搏点控制;

激动传导异常:看长Ⅱ导联,心房率 70 次/分,心室率 46 次/分,为Ⅲ度房室传导阻滞的表现。

其他可描述的形态学改变:未见其他明显异常;

起搏器心电图:不符合。

心电图诊断:①窦性心律;②Ⅲ度房室传导阻滞。

【病例 93】

自身心律:各导联 P 波消失(主要看Ⅱ、V_1 和 aVR 导联),基础心律为房颤心律;

自身心律失常:心房颤动;

起搏心律:各导联第 2、3、(长Ⅱ导联第 8)宽大畸形的 QRS 波群为起搏波形,起搏钉信号较小,但在 V_4～V_6 仍可辨认,第 2 个(及长导联第 8 个)搏动信号的起搏钉前与上一个自身心室起搏信号距离为 1 s(低限频率),起搏钉后带动心室除极产生宽大畸形的 QRS 波,第 4 个与第 9 个 QRS 为自身心室起搏信号,起搏器感知了自身的心室起搏信号后抑制冲动发放,回到了自身的心室节律,这是典型 VVI 起搏的心电图特征；

起搏功能及起搏器特殊功能：心房感知和起搏功能良好；

起搏器故障：未见。

心电图诊断：心房颤动；部分见 VVI 起搏形式起搏（60次/分）；感知和起搏功能良好。

【病例94】

自身心律：自身 P 波不可见，自身心律已难以判读。

自身心律失常：未见。

起搏心律：各导联各心搏信号均可看见 P′波前和宽大畸形的 QRS 波前各有一个起搏钉。频率为82次/分，这是典型 DDD 工作模式的起搏心电图。

起搏功能及起搏器特殊功能：感知和起搏功能良好。

起搏器故障：未见。

心电图诊断：DDD 起搏，房室顺序起搏，起搏功能未见异常。

【病例95】

主导心律：心电图 P 波消失，代之以纤颤波，图中Ⅱ导联纤颤波不明显，V_1 导联可以看到纤颤波，为房颤心律。

激动起源异常：长Ⅱ导联的第1、第3、第7、第10、第14个 QRS 波群为窄 QRS 波群，为正常的 QRS 波形，其余 QRS 波群均宽大畸形，为室性早搏，3个室性早搏连在一起即为短阵室性心动过速。室性早搏、室性心动过速后的代偿间歇绝对不等，也提示心房颤动。

激动传导异常：未见。

其他可描述的形态学改变：未见其他明显异常。

起搏器心电图:不符合。

心电图诊断:①心房颤动;②频发室性早搏;③短阵室性心动过速。

【病例 96】

主导心律:心电图 P 波消失,宽 QRS 心动过速,需要鉴别是否为室性心动过速。

根据 Brugada 4 步法进行鉴别:

第 1 步　所有胸前导联均无 RS 波形?
　　　　VT ↙是　　　　↓否

第 2 步　任一胸前导联 RS 间期>100 ms?
　　　　VT ↙是　　　　↓否

第 3 步　是否有房室分离现象?
　　　　VT ↙是　　　　↓否

第 4 步　是否符合 Griffith 所定义的 BBB 诊断标准?
　　　　(如对诊断有疑问,参考 aVF 特征图形)
　　　　↓是　　　　↓否
　　　　SVT　　　　VT

第 3 步可见 V_4 导联有不规则的小顿挫波,为室房分离的表现,因此诊断为室性心动过速。

激动起源异常:略。

激动传导异常:略。

其他可描述的形态学改变:室性心动过速形态改变。

起搏器心电图:不符合。

心电图诊断:室性心动过速。

【病例 97】

主导心律：窦性心律,心率约 90 次/分。Ⅱ、Ⅲ、aVF 导联 P 波直立,aVR 导联 P 波由于干扰显示不清。PR 间期正常。

激动起源异常：V_5、V_6 导联可见一宽大畸形的 QRS-T 波型,代偿间歇完全,其前未见窦性 P 波,为室性早搏。

激动传导异常：QRS 波群＞0.12 s。V_2 呈 M 型,V_5、V_6 导联 QRS 终末部分宽钝。因此为完全性右束支传导阻滞。窦性停搏(长 R‐R 间期≥4 s)。

其他可描述的形态学改变：QT 间期延长。

起搏器心电图：不符合。

心电图诊断：①窦性心律；②窦性停搏(长 R‐R 间期≥4 s)；③偶发室性早搏；④完全性右束支传导阻滞；⑤QTc 间期延长。

【病例 98】

主导心律：窦性心律,65 次/分,Ⅱ 导联 P 波直立,aVR P 波倒置,V_1 P 波正负双向。

激动起源异常：未见。

激动传导异常：QRS 起始部粗钝,出现 δ 波,继发与 δ 反向的 ST‐T 改变。V_1 和 V_5 导联的 δ 波向上,为 A 型预激。

其他可描述的形态学改变：未见。

起搏器心电图：不符合。

心电图诊断：①窦性心律；②心室预激 A 型。

9
心电图的危急值

引言

危急值是指可以导致患者产生严重的血流动力学变化甚至危及生命的心电图改变,需要患者立即就诊和处理,临床发现心电图危急值后应当立即进行危急值的报告,并做好登记。

本章精彩内容剧透:

* 9种危急值心电图解读

* 影像学危急值:肺栓塞

心电图危急值,需要高度警惕并上报的情况,请牢记。

(1) 长R-R间期≥4 s(儿童≥3 s)。

(2) 平均心室率≤30次/分(儿童≤40次/分,婴儿≤50次/分)。

(3) 室上性心动过速、心房颤动、心房扑动平均心室率≥240次/分。

(4) 室性心动过速:心室率≥150次/分,并且持续时间超过30 s;尖端扭转型室性心动过速。

(5) 心室扑动、心室颤动。

(6) 符合急性心肌梗死或变异型心绞痛样的心电图改变;提示超急性期心肌梗死的心电图改变。

(7) 提示窦室传导。

(8) QTc间期≥560 ms。

(9) 肺栓塞。

9.1 长R-R间期≥4 s(儿童≥3 s)

【病例99】

患者73岁男性,因"突发意识不清1次"来华山医院神经内科急诊,神经内科查体未发现明显异常,送来行心电图检查,请给出心电图(图9-1)的解读:

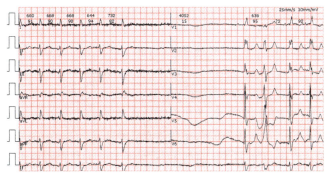

图9-1 病例99

(1) 心电图的描述:

1) 窦性心律,心率约90次/分。Ⅱ、Ⅲ、aVF、V_1导联P波直立,aVR导联P波由于干扰显示不清。PR间期正常。
(主导心律)

2) V_5、V_6导联可见一宽大畸形的QRS-T波型,代偿间歇完全,其前未见窦性P波,为室性早搏。
(激动起源的异常)

3) QRS波群大于0.12 s。V_2呈M型,V_5、V_6导联QRS终末部分宽钝。因此为完全性右束支传导阻滞。窦性停搏(长R-R间期≥4 s)。　**(激动传导的异常)**

4) QTc延长。　**(形态描述)**

5) 无。　**(起搏相关描述)**

(2) 心电图的诊断:窦性心律,窦性停搏(长R-R间期≥4 s);偶发室性早搏;完全性右束支传导阻滞;QTc间期延长。

RR间期是指心电图上代表心室电激动QRS波群相邻2个R波之间的时间间期。常规心电图长RR间期≥4 s比较少见。>4 s的长RR间期心电图表现为窦性停搏、高度窦房阻滞、室上性心动过速终止后、Ⅱ度以上房室传导阻滞及心室停搏,以及过缓的窦性心律、过缓的房颤。

<4 s的长RR间期血流动力学改变不大,可无症状。>4 s的长RR间期患者,可以出现晕眩、黑矇或短暂意识障碍,常合并血液动力学障碍,是危急值报警界值。即使患者没有明显症状,夜间长RR间期>4 s,发生不良预后风险极大增加,也需要报危急值。

【病例 100】

请给出心电图的解读(图 9-2)。

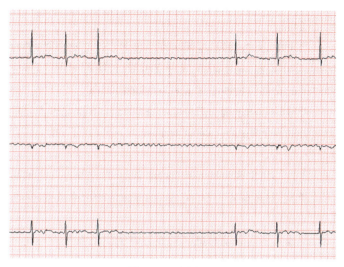

图 9-2 病例 100

(1) 心电图的描述：

1) 房颤心律。各导联 P 波消失，代之以大小形态各不等的 f 波。R-R 间期不规整，为心房颤动。　**(主导心律)**

2) 心房颤动。　**(激动起源的异常)**

3) 可见一长达 4.211s 的 R-R 间期，上报危急值；

(激动传导的异常)

4) 无。　**(形态描述)**

5) 无。　**(起搏器相关描述)**

(2) 心电图的诊断：心房颤动；长 R-R 间期(4.211s)。

9.2 平均心室率极低

严重的心动过缓心电图表现为显著窦性心动过缓、窦性停搏、窦房阻滞、房室阻滞、3分支阻滞、过缓的房颤等,多伴随过缓的交界性逸搏心律或者室性逸搏心律。

严重的心动过缓一般是指心室率低于45次/分,需要危急报警的界值是成人心室率低至30次/分及以下,儿童≤40次/分,婴儿≤50次/分。

窦性心律出现窦性心动过缓很常见,迷走神经张力增高所致者,心率多在45~60次/分,由于血流动力学改变不大,一般无症状。

门诊或者新入院时患者常规心电图记录下严重心动过缓≤30次/分,或者Ⅲ度房室阻滞伴平均心室率≤30次/分很少见。

【病例101】

请给出心电图的解读(图9-3)。

(1) 心电图的描述:

1) 房颤心律。心率约28次/分。各导联P波消失,代之以大小形态各不等的f波。R-R间期不规整,为心房颤动。因心率<30次/分,所以上报危急值。 **(主导心律)**

2) 心房颤动。 **(激动起源的异常)**

3) R-R间期不等,因此不合并Ⅲ度房室传导阻滞。

(激动传导的异常)

9 心电图的危急值

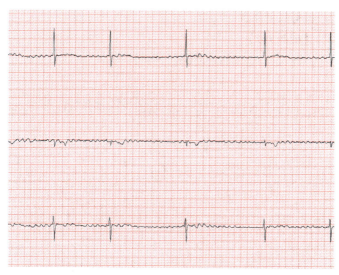

图 9-3 病例 101

4)QRS 波群形态、时间正常。　　　　　(形态描述)

5)无。　　　　　　　　　　　　　(起搏相关描述)

(2)心电图的诊断:心房颤动;平均心室率 28 次/分,需上报危急值。

9.3 室上性心动过速、心房颤动、心房扑动平均心室率≥240 次/分

这种临床心电图非常罕见,一般不会错过。但是临床上,心室率超过 200 次/分时,可能导致患者血流动力学紊

乱,值得高度注意。

【病例 102】

请给出心电图的解读(图 9-4)。

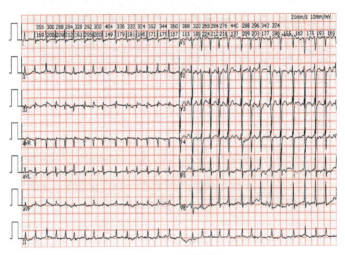

图 9-4 病例 102

(1) 心电图的描述:

1) 房颤心律。心率约 200 次/分。各导联 P 波消失,代之以大小形态各不等的 f 波。R-R 间期不规整,为心房颤动。 **(主导心律)**

2) 心房颤动。 **(激动起源的异常)**

3) QRS 波时间正常。 **(激动传导的异常)**

4) QRS 波形态正常。 **(形态描述)**

5) 无。 **(起搏相关描述)**

(2) 心电图的诊断：心房颤动伴快速心室率（约 200 次/分）。

广义的室上性心动过速是指起源于希氏束以上的心动过速，其机制大多为折返。室上性心动过速发作时，若心室率过快（≥240 次/分）、持续时间较长可导致严重的血流动力学障碍，引起头昏、心绞痛，甚至心力衰竭和晕厥，应及时处理。实际上，心室率很少有达到 240 次/分之高。心室率达到 180 次/分时即可导致血流动力学异常，甚至发生心脏性猝死，应早期诊断、及时处理，这样会明显减少心血管事件的发生，降低病死率。

9.4 室性心动过速：心室率≥150 次/分，并且持续时间超过 30s；尖端扭转型室性心动过速

【病例 103】

请给出心电图的解读（图 9-5）。

(1) 心电图的描述：

1) 不满足窦性心律的条件，结合后文判读主导心律为室性心动过速。　　　　　　　　　　**（主导心律）**

2) QRS-T 波群宽大畸形，时间＞0.12 s，心率 180 次/分，为宽 QRS 型心动过速。aVR 导联有初始 R 波，V_1～V_6 导联 QRS 波群形态均无 RS 型，考虑为室性心动过速，心率＞150 次/分，上报危急值。　　**（激动起源的异常）**

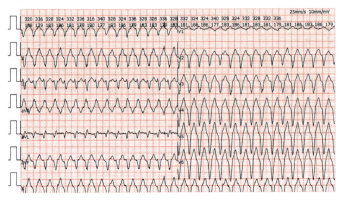

图9-5 病例103

（2）心电图的诊断：室性心动过速（心率＞150次/分）。

持续时间≥30 s或由于血流动力学不稳定需在30 s内终止的室性心动过速称为持续性室性心动过速。

持续性室性心动过速是一种严重的快速性心律失常，大多发生于结构性心脏病患者，但也可见于目前的诊断技术尚不能发现的心脏病患者，后者称为特发性室性心动过速（idiopathic ventricular tachycardia，IVT）。右心室流出道室性心动过速（right ventricular outflow tract ventricular Tachycardia，RVOT）与左后分支型室性心动过速（idiopathic left posterior Branch ventricular tachycardia，ILVT)是临床上较常见的两种特发性室性心动过速，一般预后良好。

持续性室性心动过速的心电图特征如下：①室性早搏连续出现，持续时间≥30 s；②QRS波群形态宽大畸形，时限≥0.12 s，ST-T方向与QRS波群主波方向相反；③心室率通常为100～250次/分，节律规整，也可不匀齐；④室房分离；⑤心室夺获与室性融合波。

关于宽QRS心动过速的鉴别诊断（室性心动过速的判定），可参见本书第13章。

尖端扭转型室性心动过速(TdP)：多形性室性心动过速的一个特殊类型。TdP发作时呈多形性室性心动过速的特征，QRS波尖端围绕基线不断扭转，若伴有QT间期延长则称为尖端扭转型室性心动过速。TdP是一种严重的快速性室性心律失常，可反复发作，易致晕厥、甚至猝死。

【病例104】

请给出心电图（图9-6）的解读。

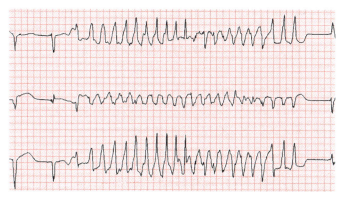

图9-6 病例104

（1）心电图的描述：

1）心率＞150次/分，窦性P波不可见，非窦性心律，结合后文判读主导心律为室性心动过速。**（主导心律）**

2) QRS波群宽大畸形、振幅不一,围绕基线不断扭转其主波方向,每连续出现3~10个同类的QRS波之后就会发生扭转,翻向对侧。为尖端扭转型室性心动过速。

(激动起源的异常)

(2) 心电图的诊断:尖端扭转型室性心动过速。

9.5 心室扑动、心室颤动

【病例105】

患者10年前曾行PCI术,1年前曾因心动过缓安装单腔式起搏器。此次行右侧腹股沟斜疝修补术,术后一般情况可。9月30日无明显诱因下突发晕厥1次,立即行心电图检查(图9-7)。后经心肺复苏2h后复苏成功。

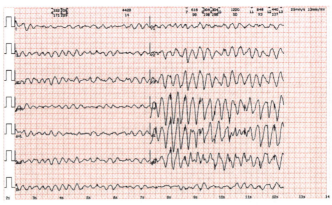

图9-7 病例105

(1) 心电图的描述：

1) 心室颤动。　　　　　　　　　　　　　　**（主导心律）**

2) P-QRS-T波群消失,呈现快速的波型、振幅、时距完全不相等的心室纤颤波,频率180～500次/分。振幅>0.5mV(预后良好的表现)。　　　　　**（激动起源的异常）**

3) 无。　　　　　　　　　　　　**（激动传导的异常）**

4) 无。　　　　　　　　　　　　　　**（形态描述）**

5) 结合单腔式起搏器植入病史,为起搏器植入状态。心电图中可见起搏钉信号。　　　　**（起搏相关描述）**

(2) 心电图的诊断:心室颤动、起搏器植入状态。

心室扑动和心室颤动是最严重的致命性快速心律失常,是各种严重器质性心脏病及其他全身性疾病晚期的常见心电图表现。其发作时,心室肌因快速不协调地微弱收缩或乱颤而丧失泵血功能,患者心、脑、肾等器官和周围组织停止血液灌注,心音和脉搏消失,血压无法测出,意识丧失、发生阿-斯综合征、死亡。

心室扑动是心室颤动的前奏,其心电图表现如下:P-QRS-T波群消失,代之以形态、振幅较为匀齐的正弦波(扑动波),频率为150～250次/分。

心室扑动应注意与室上性心动过速进行鉴别:后者QRS与T波分开,两个波之间有等电位线。

心室颤动是导致心脏性猝死最严重的快速性心律失常,其心电图表现如下:P-QRS-T波群消失,代之以快慢不等、间隔极不匀齐、振幅和形态不一的细小颤动波,频率为250～500次/分。

心室扑动和心室颤动常由室性心动过速引发；R on T 型室性早搏（提前出现的室性早搏出现在前一心动周期的 T 波上在 T 波波峰或前支或后支）被认为是心室扑动和心室颤动发作前的先兆；部分长联律间期的室性早搏、高度或完全性房室传导阻滞、室内阻滞和室性逸搏心律也可引发心室扑动和心室颤动；室上性心律失常偶尔也可引起心室扑动和心室颤动。

9.6 符合急性心肌梗死或变异型心绞痛样的心电图改变

【病例 106】
请给出心电图（图 9-8）的解读。

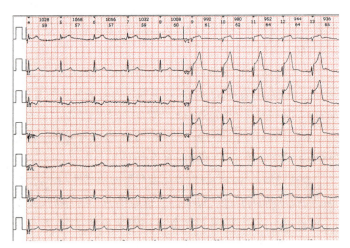

图 9-8 病例 106

(1) 心电图的描述:

1) 窦性心律,心率60次/分。P波于Ⅰ、Ⅱ、aVF导联直立,aVR导联倒置,时限、振幅正常。P-R间期正常。

(主导心律)

2) 无。 **(激动起源的异常)**

3) 无。 **(激动传导的异常)**

4) $V_1 \sim V_6$ ST段抬高>0.2 mV,T波直立。Ⅰ、aVL导联ST段抬高>0.1 mV。急性广泛前壁心肌梗死可能。

(形态描述)

5) 无。 **(起搏相关描述)**

(2) 心电图的诊断:窦性心律、胸前导联ST段抬高及急性广泛前壁心肌梗死可能(请结合临床)。

对疑似STEMI胸痛患者,应在医疗接触的10 min内完成心电图检查(下壁心肌梗死时需加做 $V_3R \sim V_5R$ 和 $V_7 \sim V_9$)。

需要注意的内容包括:如早期心电图不能确诊时,需5~10 min重复测定。T波高尖可出现在STEMI超急性期。与既往心电图进行比较,有助于诊断。左束支传导阻滞患者发生心肌梗死时,心电图诊断困难,需结合临床情况仔细判断。

强调尽早开始心电监测,以发现恶性心律失常。如果患者无复发胸痛、心电图结果正常、心肌钙蛋白检查结果正常(最好是高敏),但仍然怀疑存在ACS,建议行无创性的负荷试验诱发缺血,结果不理想再进一步考虑行有创性的检查。

[病例107]

请给出心电图(图9-9)的解读。

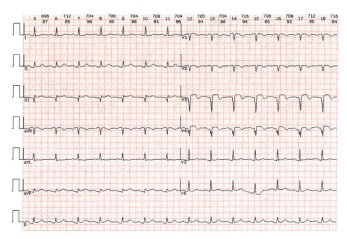

图 9-9 病例 107

(1) 心电图的描述:

1) 窦性心律,心率 84 次/分。P 波于 Ⅰ、Ⅱ、aVF 导联直立,aVR 导联倒置,时限、振幅正常。P-R 间期正常。

(主导心律)

2) 无。　　　　　　　　　　　　**(激动起源的异常)**

3) 无。　　　　　　　　　　　　**(激动传导的异常)**

4) $V_1 \sim V_4$ 导联呈 QS 型,伴 T 波倒置。V_3、V_4 导联 ST 段抬高大于 0.2 mV。Ⅱ、Ⅲ、aVF 导联 ST 段抬高 0.1 mV。　　　　　　　　　　　　　　　**(形态描述)**

5) 无。　　　　　　　　　　　　**(起搏相关描述)**

(2) 心电图的诊断:窦性心律、胸前导联 ST 段抬高、急性前间壁及下壁心肌梗死可能(请结合临床)。

9.7 窦室传导

窦室传导，别名窦室节律；见于弥漫性完全性心房肌传导阻滞，高钾性弥漫性完全性心房肌传导阻滞合并高度室内传导阻滞。

疾病病因主要是高血钾。由各种原因导致的高血钾均有可能发生窦室传导。Winkler 报告，血钾升高到 5～7 mmol/L 时，心电图显示 T 波变尖、P 波消失。但血钾增高所出现的心电图变化可有个体差异（当血钾≥8.0 mmol/L 时，对血钾升高最敏感的心房肌首先受到抑制而不产生电活动，相对不敏感的心脏起搏传导系统尚未被抑制，但仍可发放并传导电激动至心室使之除极，但除极速度显著缓慢，故心电图表现为 P 波消失，QRS-T 融合为正弦波。当血钾极度升高时，起搏传导系统也将被抑制，引起全心停搏）。

【病例 108】

请给出心电图（图 9-10）的解读。

(1) 心电图的描述：

1) P 波消失，非窦性心律。　　　　　　　　　**（主导心律）**

2) P 波消失，心律齐。　　　　**（激动起源的异常）**

3) QRS 呈弥漫性室内阻滞图形。　**（激动传导的异常）**

4) P 波难以辨识，QRS 波群时限 170 ms，T 波高尖，符合窦室传导心电图表现。后查阅临床，患者的血钾为 8.2 mmol/L。　　　　　　　　　　　　　　**（形态描述）**

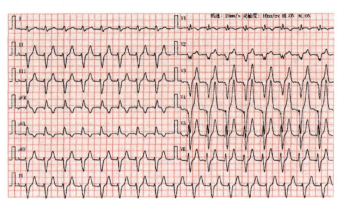

图 9-10 病例 108

5)无。　　　　　　　　　　　　**(起搏相关描述)**

(2) 心电图的诊断:高钾血症(请结合临床),窦室传导。

窦室传导判断标准:①P 波消失,有时可以观察到从有到无的演变过程;②高尖 T 波,多出现在 $V_3 \sim V_6$ 导联;③QRS 波呈弥漫性室内阻滞图形,但少数患者仅有 QRS 波群形态异常,时限增宽不明显。诊断需结合病史。

9.8　QTc 间期≥560 ms

QT 间期代表心室收缩期电活动的时间,从 QRS 波起点到 T 波终点即为 QT 间期。一般心率在 60~100 次/分者,QT 间期正常值为 360~440 ms,>440 ms 为 QT 间期延长(即长 QT 间期)。

QTc间期是按心率校正过的QT间期。临床上最常采用QTc间期的计算方法是Bazett公式。

QTc的正常值:QTc≤440 ms(男);QTc≤450 ms(女、幼儿)。QTc≥470 ms者为QTc间期延长。

QTc间期延长的主要病因有:心肌缺血、急性心肌梗死演变期、严重电解质紊乱(低钾血症、低钙血症)、原发性长QT间期综合征、抗心律失常药物的影响或毒性作用、二尖瓣脱垂综合征、心肌病及脑血管疾病等。

尽管QTc间期延长的发生率不高,但潜在危害性大,当QTc间期≥560 ms,表示心脏的复极明显延迟,反映了心室复极离散度的增加,易产生室性心律失常,尤其是尖端扭转型室性心动过速(TdP),而导致患者晕厥甚至猝死,对此类患者应予高度重视,并及早向临床医师报告,以免延误患者的救治。

[病例109]

请给出心电图(图9-11)的解读。

(1) 心电图的描述:

1) 窦性心律,心率92次/分。P波于Ⅰ、Ⅱ、aVF导联直立,aVR导联倒置。P-R间期正常。**(主导心律)**

2) 各导联可见提前出现的宽QRS波群,其前可见P′波,为房性早搏伴室内差异传导。代偿间期不完全。

(激动起源的异常)

3) 无。**(激动传导的异常)**

4) QRS波群形态、时限、振幅正常。QTc间期为643 ms。QTc间期≥560 ms,上报危急值。**(形态描述)**

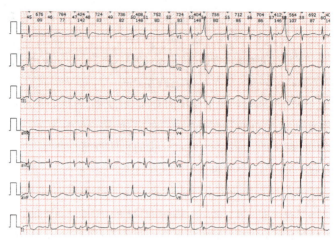

图 9-11 病例 109

5) 无。　　　　　　　　　　　　　（起搏相关描述）

（2）心电图的诊断：①窦性心律；②房性早搏伴室内差异性传导；③QTc 间期为 643 ms,上报危急值。

【病例 110】

请给出心电图（图 9-12）的解读。

（1）心电图的描述：

1）各导联 P 波消失,代之以大小形态各不等的 f 波。R-R 间期不规整,为心房颤动,心率约 125 次/分。

　　　　　　　　　　　　　　　　　　（主导心律）

2）心房颤动。　　　　　　　　　　（激动起源的异常）

3）QRS 波群形态、时限、振幅正常。（激动传导的异常）

4）V_1 导联 R<S, V_2 导联 R>S,逆钟向转位;QTc 间

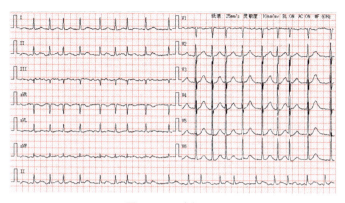

图 9-12 病例 110

期 568 ms。 **（形态描述）**

5）无。 **（起搏相关描述）**

（2）心电图的诊断：①心房颤动伴快心室率；②逆钟向转位；③QTc 间期延长（QTc 间期≥560 ms），需上报危急值。

9.9 肺栓塞

急性肺栓塞患者的心电图常有异常表现，主要是右心负荷过重的征象，多在发病后即刻出现，呈一过性，并有动态变化，但无特异性。如果患者临床上有引起栓塞的病因，心电图的改变特别是突然不明原因新出现的心电图变化，对于提示急性肺栓塞诊断具有较大的临床价值。其心电图表现包括但不仅限于：①窦性心动过速；②ST-T改变；③SⅠ、QⅢ、TⅢ及电轴右偏；④右束支阻滞；⑤aVR导联R波振幅增高伴ST段抬高；⑥房性心律失常；⑦肺性P波；⑧右心室高电压及明显顺钟向转位。

其中SⅠ、QⅢ、TⅢ为最典型的急性肺栓塞心电图改变，也是临床医师最熟悉的心电图特点，但仅在15%～30%的急性肺栓塞患者中出现。

急性肺栓塞后，肺循环阻力突然增加，引起反射性全小动脉痉挛，右心室压力升高和急性右心室扩张。其特点为：①Ⅰ导联新出现S波，并由宽浅变窄、变深（Ⅰ、aVL导联S波深度＞0.15 mV或R/S＞1）；②Ⅲ导联新出现Q/q波，可呈QR、qR型，但Q波宽度＜0.04 s，深度＜1/4R波，有时aVF导联亦可见Q波，但不出现在Ⅱ导联或其他导联；③TⅢ新出现倒置，如与V_1导联T波倒置同时出现更具有临床诊断价值。部分患者仅有SⅠ、QⅢ、TⅢ，而无SⅠ加深，或仅有轻微加深；④常有电轴右偏。

SⅠ、QⅢ、TⅢ出现的时间多晚于胸导联的T波改变而早于完全性右束支阻滞。当心电图上出现SⅠ、QⅢ、TⅢ同时合并胸前T波倒置时，为符合急性肺栓塞心电图表现，应密切结合患者的临床症状及相关检查（注意与急性冠状动脉综合征鉴别），并立即通知患者所在科室的值班医师或护士，以便及时救治。

【病例111】

请给出心电图（图9-13）的解读。

（1）心电图的描述：

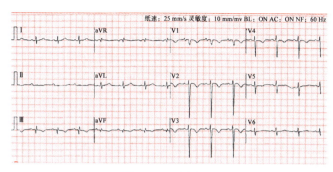

图9-13 病例111

1) 窦性心律,心率82次/分。 **(主导心律)**

2) 无。 **(激动起源的异常)**

3) 无。 **(激动传导的异常)**

4) Ⅰ导联新出现S波。Ⅲ导联新出现Q波。Ⅲ、V_1~V_5导联T波出现倒置。V_5导联R<S,V_6导联R>S,电轴右偏。符合急性肺栓塞的心电图表现。 **(形态描述)**

5) 无。 **(起搏相关描述)**

(2) 心电图的诊断:①窦性心律;②电轴右偏;③肺栓塞可能(请结合临床)。

补充CTA检查,发现:左右肺动脉主干即分支栓塞,左肺上叶、右肺下叶背段炎症,右侧胸腔少量积液。

【病例112】

这是一例确诊为肺栓塞的患者,来院时检查的心电图(图9-14)。

(1) 心电图的描述:

1) 窦性心律,心率106次/分。P波于Ⅰ、Ⅱ、aVF导

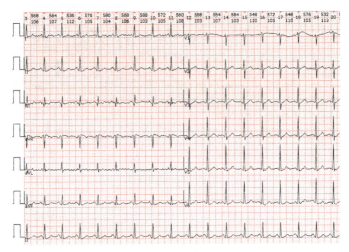

图9-14 病例112

联直立,aVR导联倒置,振幅、时限正常。P-R间期正常。

(主导心律)

2) 无。 **(激动起源的异常)**

3) 无。 **(激动传导的异常)**

4) 各导联T波无倒置,ST段改变不明显。Ⅰ导联无S波,Ⅲ导联可见Q波(且达不到病理性Q波诊断标准),Ⅲ导联T波无倒置。V_2导联R/S=1。 **(形态描述)**

5) 无。 **(起搏相关描述)**

(2) 心电图的诊断:窦性心动过速、逆钟向转位。

10
认识一下 QRS 的异常

引言

QRS 波群（QRS interval）表示心室的除极化。QRS 的异常包括其振幅和时程的改变，反应了不同的心电传导异常或器质性心脏疾病。QRS 异常更偏向于形态学的描述，是心电图 5 步法解读的第 4 步（可描述的形态学改变）需要关注的重点。

本章精彩内容剧透：

* QRS 振幅降低
* QRS 振幅增高
* QRS 时程变宽

QRS 波群表示心室的除极化，正常为 0.06~0.10 s，最宽不超过 0.11 s。

在心电图上，正常人 V_1、V_2 导联多呈 rS 型，RV_1 < 1.0 mV。V_5、V_6 导联可呈 qR、qRs、Rs 或 R 型，R 波不超过 2.5 mV。在 V_3、V_4 导联，R 波和 S 波的振幅大体相似，

$V_1 \sim V_6$ R波逐渐增高,S波逐渐变小,V_1 的 R/S<1,V_5 的 R/S>1。aVR 导联的 QRS 主波向下,呈 QS、rS、rSr′或 Qr,RaVR<0.5mV。aVL 与 aVF 的 QRS 波群可呈 qR、Rs 或 R 型,也可呈 rS 型。RaVL<1.2mV、RaVF<2.0mV。

标准肢体导联的 QRS 波群在没有电轴偏移的情况下,其主波均为向上,RI<1.5mV。

QRS 波群的异常包括如下情况。①振幅降低:低电压;②振幅增高:左心室肥大,右心室肥大;③时程变宽:束支阻滞(详见相应章节);④形态异常:心肌缺血、梗死,室性心律及起搏器心律(详见相应章节)。

10.1 振幅降低

肢体导联低电压

所有肢体导联电压均<0.5mV,只要有 1 个导联的电压达到 0.5mV 就不做此诊断。

胸导联低电压

胸前导联电压<0.8mV;若 $V_1 \sim V_4$ 导联正常,仅 $V_5 \sim V_6$ 导联电压低于 0.8mV,应做左胸导联低电压诊断,以提醒临床可能的左胸腔或胸壁病变。

全导联低电压

同时符合上述 2 条标准。

10 认识一下 QRS 的异常

【病例 113】

(1) 心电图(图 10-1)的描述:

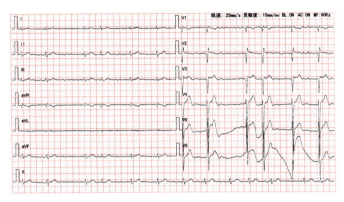

图 10-1 病例 113

1) 各导联 P 波消失,代之以大小不等、形状各异的 f 波,心房 f 波的频率为 350~600 次/分。QRS 波不增宽,心室律绝对不规则,心室率快慢不一,为心房颤动。 **(主导心律)**

2) 同上。 **(激动起源的异常)**

3) 无。 **(激动传导的异常)**

4) 所有肢体导联电压均<0.5 mV。 **(形态描述)**

(2) 心电图的诊断:①心房颤动;②肢体导联低电压。

【病例 114】

(1) 心电图(图 10-2)的描述:

1) P 波在 Ⅰ、Ⅱ、aVF 导联难以辨认,aVR 导联直立。除此之外,我们发现 V_1~V_6 导联 R 波振幅递减,考虑窦性心律,右位心可能,心率约 60 次/分。 **(主导心律)**

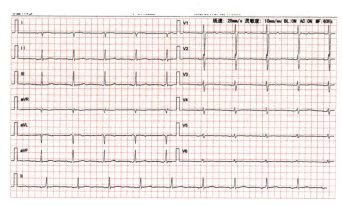

图 10-2 病例 114

2) 无。　　　　　　　　　　　　**(激动起源的异常)**

3) 无。　　　　　　　　　　　　**(激动传导的异常)**

4) $V_4 \sim V_6$ 导联电压低于 0.8 mV,左胸导联低电压。

(形态描述)

(2) 心电图的诊断:①窦性心律;②左胸导联低电压;③右位心可能。

此后该患者被证实为右位心。

10.2　振幅增高

10.2.1　左心室高电压

心电图可以发现电学问题,并推导出组织学改变,但是无法通过心电图识别组织学改变。因此,以往的左心室"肥大"的诊断,现在还是用"左心室高电压"来替代。

左心室高电压的心电图诊断标准

(1) RV_5(或 RV_6)$>2.5\,mV$,或 $RV_5+SV_1>4.0\,mV$(男性),$RV_5+SV_1>3.5\,mV$(女性);

(2) 心电轴左偏,但$<-30°$,常呈逆钟向转位;

(3) QRS 总时间$>0.10\,s(<0.11\,s)$,VAT V_5、$V_6>0.05\,s$;

(4) 在以 R 波为主的导联中,T 波低平、双向或倒置,伴有 ST 段缺血型压低达 $0.05\,mV$ 以上;在以 S 波为主的导联中,反见 T 波直立者,提示左心室肥大伴心肌劳损。

【病例 115】

(1) 心电图(图 10-3)的描述:

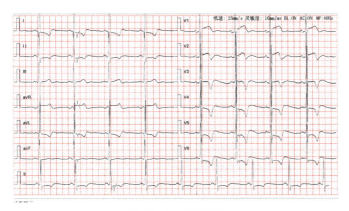

图 10-3　病例 115

1）各导联可见窦性 P 波,心率<60 次/分；**（主导心律）**

2）无； **（激动起源的异常）**

3）无； **（激动传导的异常）**

4）胸前导联中,$RV_5+SV_1>4.0\,mV$,伴 T 波双向、倒置,合并 ST 段压低$>0.05\,mV$。 **（形态描述）**

（2）心电图的诊断：①窦性心动过缓；②左心室高电压；③ST‐T 改变。

[病例 116]

（1）心电图（图 10‐4）的描述：

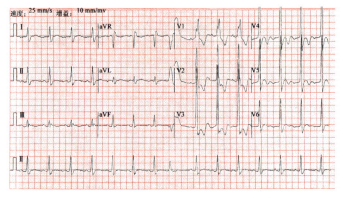

图 10‐4 病例 116

1）主导心律为窦性心律； **（主导心律）**

2）第 8 个心跳为提前出现的 QRS 波群,宽大畸形,其前未见 P 波,考虑室性早搏； **（激动起源的异常）**

3）各导联的 QRS 波群均增宽,V_1 导联呈 M 型,V_5 导联 s 波粗钝,时限$>0.12\,s$,为完全性右束支传导阻滞；

（激动传导的异常）

4）$RV_5+SV_1>4.0\,mV$，胸前导联 ST 段压低超过 $0.075\,mV$，T 波在 Ⅱ、aVF 低平，V_5 导联 T 波双向，$V_2\sim V_4$ 导联 T 波倒置。　　　　　　　　　　　　**（形态描述）**

（2）心电图的诊断：①窦性心律；②偶发室性早搏；③完全性右束支传导阻滞；④左心室高电压；⑤ST‐T 改变（部分导联 ST 段压低超过 $0.075\,mV$，T 波在 Ⅱ、aVF 低平，V_5 导联 T 波双向，$V_2\sim V_4$ 导联 T 波倒置）。

10.2.2　右心室高电压

右心室高电压的心电图特征

（1）主要特征：①V_1（或 V_3R）导联 $R/S\geqslant 1$；②$RV_1+SV_5>1.05\,mV$；③aVR 导联 R/S 或 $R/Q\geqslant 1$（或 $R>0.5\,mV$）。

（2）心电轴右偏，常见顺钟向转位。

（3）QRS 总时间正常，$VATV_1>0.03\,s$。

（4）在以 R 波为主的导联中，T 波低平、双向或倒置，伴有 ST 段缺血型压低达 $0.05\,mV$；以 S 波为主的导联中，反见 T 波直立，表示右心室肥大伴心肌劳损。

（5）某些右心室流出道肥厚，右心室收缩期负荷过重，可引起严重右心室肥大，V_1 导联不出现 R 波，而表现为：①$V_5(V_6)S/R\geqslant 1$，②Ⅰ 导联低电压（$<0.5\,mV$），伴 $S/R>0.5$。

【病例 117】

(1) 心电图(图 10-5)的描述：

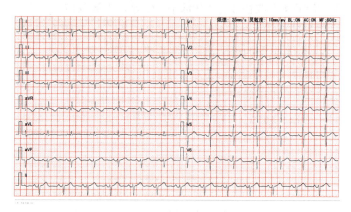

图 10-5 病例 117

1) P波在Ⅰ、Ⅱ、aVF、V_5、V_6导联直立,aVR导联倒置,V_1导联正负双向,考虑窦性心律,心率正常；

（主导心律）

2) 无； **（激动起源的异常）**

3) 无； **（激动传导的异常）**

4) 胸前导联 V_1 的 R/S>1,缺乏应有的演变,RV_1+SV_5≥1.05 mV,且 aVR 导联以 R 波为主,R/Q≥1。在以 R 波为主的导联中,未发现 T 波的低平或者倒置,不考虑合并心肌劳损。 **（形态描述）**

(2) 心电图的诊断：①窦性心律；②右心室高电压。

10.2.3 高电压还是肥大

10.2.3.1 左心室肥大

(1) 具有引起左心室肥大的疾病史。

(2) 符合左心室肥大的电压标准越多吻合率越高。

(3) 在没有相关病史时仅有单指标 $RV_5 > 2.5\,mV$，但 $< 3.0\,mV$ 时不下左心室肥大的诊断，如单指标 $RV_5 > 3.0\,mV$，或 $SV_1 + RV_5 > 4.0\,mV$（女性 $> 3.5\,mV$）时可下左心室高电压的诊断。

(4) 在作左心室肥大或左心室高电压诊断时应加注电压测量值。一般以 V_5 导联电压为测量标准。如左心室肥大心脏向左后移位，V_5 导联电压可不达标，往往 V_6 导联电压高于 V_5 导联，此时应以 V_6 导联电压为测量标准。

10.2.3.2 右心室肥大

(1) 具有引起右心室肥大的疾病史。

(2) 具有心电图的相关特征：①V_1 导联呈 R 型、Rs 型、qR 型、rSR′型（R 波不粗顿，且 V_5、V_6 导联无对应性增宽 S 波），同时伴有电轴右偏。②顺钟向转位合并电轴右偏。

(3) 右心室肥大时仅出现 V_1、V_2 导联 T 波倒置不要诊断合并 ST-T 改变，只有同时合并 ST 段压低时方作诊断。单纯顺钟向转位合并电轴右偏，应做描述性诊断。可以结合引起右心室肥大的疾病史做提示诊断。

10.2.3.3 双心室肥大

左右心室均发生肥大时，两侧心室的综合心电向量互相抵消而呈现正常的心电图，或仅表现为左心室肥大的图形而掩盖右心室肥大的存在。

如果左、右心室的除极过程存在时相的差别，则仍有可能将左心室肥大与右心室肥大，按时序先后分别显示出来。但是总体上，单从心电图上很难一眼发现。

10.3 时程变宽

时程增宽主要和室内传导异常有关，图形特征已经在相关章节讲述。在此复习心电图诊断的质控，来作为心电图解读参考。

10.3.1 左束支传导阻滞

（1）当肢体导联符合左束支阻滞的图形，V_5 或 V_6 导联有明显的 S 波时，可将电极放置的位置相应后移，如在 V_7 的位置 S 波消失即可诊断，若仍有 S 波，诊断为心室内阻滞；

（2）左束支阻滞伴电轴偏移时，不再作分支阻滞的诊断，直接诊断电轴偏移；

（3）当 Ⅰ、aVL、V_5、V_6 导联 QRS 波群均呈 R 型，但 R 波不粗顿，不要轻易下不完全性左束支阻滞的诊断，只有在出现上述导联 QRS 波群呈 R 型，且 R 波粗顿，但 QRS 总时间<0.12 s 时才做不完全性左束支阻滞的诊断。

10.3.2 右束支传导阻滞

（1）右束支阻滞时出现继发性 ST-T 改变仅限于 $V_1 \sim V_3$ 导联,如其他胸前导联出现 ST-T 改变应作诊断及描写；

（2）右束支阻滞时可以电轴右偏,不要轻易下右心室肥大的诊断；

（3）右束支阻滞时单纯 R′波>1.5 mV 不要轻易作右心室肥大的诊断,在以下情况下可作诊断：①有引起右心室肥大的相关病史；②V_5 导联 R/S<1；③电轴显著右偏。

10.3.3 左前分支传导阻滞

（1）左前分支阻滞的心电图在肢体导联上必须符合：①Ⅱ、Ⅲ、aVF 呈 rS 型,SⅢ>SⅡ；②Ⅰ、aVL 呈 qR 型(或 R 型),R 波 aVL>Ⅰ,同时 aVL>aVR；③电轴左偏≥-45°。

当符合以上①、②条件,电轴>-40°但<-45°可提示左前分支阻滞。

（2）当肢体导联符合左前分支阻滞,而 V_6 导联 R/S<1 时,可作高 1 肋或高 2 肋的 V_6 导联,如出现 R/S>1 即可诊断,否则只作电轴左偏的诊断(左前分支阻滞时最后除极向量在左心室上部)。

（3）当肢体导联符合左前分支阻滞,V_2 导联的 QRS 波群呈 QS 或 qrS 型时,请加做低 1 肋或低 2 肋的 V_2 导联,不要轻易下前间隔心肌病变的诊断(左前分支阻滞时左心室的除极从左后下分支开始,起始向量偏下)。

10.3.4　左后分支传导阻滞

诊断左后分支阻滞时需排除右心室肥大、电轴右偏、肺心病、垂位心等多种临床情况,所以原则上不单独下此诊断,只在 3 支阻滞时做提示诊断。

传导阻滞的心电图特征较为复杂,容易混淆,建议从心电基础的原理出发,理解各自形态特征,熟练以后可以对典型形态产生直观印象。

思考题

【病例 118】

继续尝试使用 5 步法,来阅读下面心电图(图 10-6),不要遗漏诊断。

(1) 心电图的描述:

1) 各导联 P 波消失,代之以大小不等、形状各异的 f 波(纤颤波),心房 f 波的频率为 350~600 次/分。心室律绝对不规则,心室率快慢不一,为心房颤动,心率约 150 次/分。

(主导心律)

2) Ⅱ导联可见一宽大畸形的 QRS-T 波群,T 波方向和主波方向相反,考虑室性早搏。仔细观察发现第 4、8、9

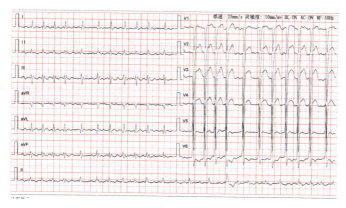

图 10-6 病例 118

个 QRS-T 波群形态与其他 QRS-T 波不完全一致,考虑室性融合波,故诊断为频发室性早搏。**(激动起源的异常)**

3) 无。 **(激动传导的异常)**

4) 胸前导联 R 波递增不良,$V_2 \sim V_4$ 导联 ST 段抬高>0.2 mV。$RV_6 + SV_2 > 4.0$ mV,考虑左心室高电压。

(形态描述)

(2) 心电图的诊断:①快速性心房颤动(心率约 150 次/分);②频发室性早搏;③左心室高电压;④胸前导联 R 波递增不良;⑤ST-T 段改变($V_2 \sim V_4$ 导联 ST 段抬高>0.2 mV)。

(3) 进阶:这张心电图 V_1、V_2 导联呈 rS 波,r 波极小,S 波加深增宽,与完全性左束支传导阻滞形状十分相似,需要进行仔细的鉴别。

11
窄 QRS 心动过速的诊断与鉴别

引言

多数的窄 QRS 心动过速是室上性心动过速。这类心动过速往往具有突发突止的临床特点,症状呈发作性,虽然心率快,但血流动力学相对稳定,有反复发作的特点。激动折返是主要的电生理机制,因此临床上需要进行电生理检查来明确诊断。

本章精彩内容剧透:
* 窄 QRS 心动过速三连问
* 窄 QRS 心动过速鉴别诊断流程
* 临床处置要点
* 折返发现的历史

11.1 窄 QRS 心动过速的三连问

多数的窄 QRS 心动过速就是室上性心动过速,这类心动过速往往具有突发突止的临床特点,症状呈发作性。激动折返是主要的电生理机制,因此临床上需要进行电生理检查,如果明确为折返性心动过速,可以用射频消融进行治疗。射频消融治疗室上性心动过速,属于微创手术,方法成熟,疗效确切,复发率低。

【病例 119】

先来尝试解读一张心电图(图 11-1)。

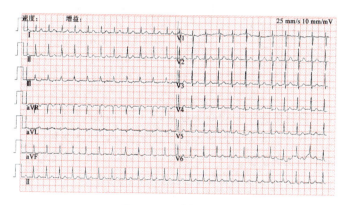

图 11-1 病例 119

遇到这样的心电图,首先需要明确 3 个问题。

11.1.1 是心动过速吗

窦性心率的正常区间是 60~100 次/分,超过 100 次/分,就可以称为心动过速。室上性心动过速的常见心率区间是 150~250 次/分。心率超过 150 次/分,考虑为室上性心动过速,100～150次/分,要通过寻找P波,仔细区别一下窦速、房速,还是心房扑动。

11.1.2　是窄QRS吗

室性心动过速的QRS波群的时限是宽的,室上性心动过速的QRS波群通常是窄的,也可以是宽的(合并存在差异传导时)。如果可以肯定是窄QRS波群的图形,一般可以除外室性心动过速。

11.1.3　R-R间期齐不齐

折返机制产生的心动过速,R-R间期通常是整齐的。如果R-R间期长短不一,要考虑快速性心房颤动和心房扑动不等比例下传。

11.2　鉴别诊断流程图

【病例120】
用上述方法,仔细观察下面这张心电图(图11-2)。
(1) 心电图描述:Ⅱ导联、V_1导联和aVR导均可以看见P波,P波以及PR间期符合窦性心律的特点。心率105次/分,窄QRS,RR间期规整。
(2) 心电图诊断:窦性心动过速。

11 窄 QRS 心动过速的诊断与鉴别

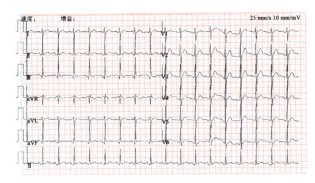

图 11-2 病例 120

因此，只有满足第 1 部分提及的 3 个问题，才使用流程图进行鉴别诊断。室上性心动过速的鉴别诊断流程图如下（图 11-3）：

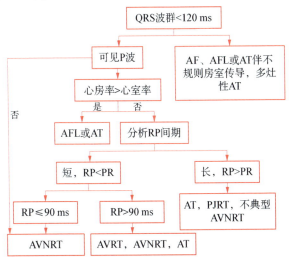

图 11-3 室上性心动过速的鉴别诊断流程
注：AF，心房颤动；AFL，心房扑动；AT，房性心动过速；PJRT，持续性交界区反复性心动过速；AVNRT，房室结折返性心动过速；AVRT，房室折返性心动过速。

（1）有没有P波？窄QRS心动过速，RR间期规整，心率超过150次/分的心电图，要仔细在Ⅱ导联、$V_{1\sim2}$导联寻找P波，P波可能出现在前一个T波上，或者在QRS波群之前、之后。如果完全没有P波，则考虑房室结折返的心动过速。

从图11-4中可以看出，折返的环路在房室结内，激动同时向下传导形成QRS波群和向上激动心房形成逆传的P′波。两个波几近同时产生，P′波"掩埋"在QRS波群内，在心电图上几乎看不见P′波，或者从R波测量到P′波非常短，≤70ms（几乎就是QRS的宽度）。有时仔细辨别V_5的QRS波群，可以发现s波粗钝，这种粗钝的s波可能就"埋"着一个逆传的P′波。

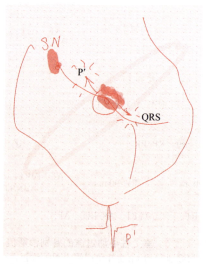

图11-4　逆行P′波埋在QRS波群内

(2) 如果看见P波,P波数量是否>R波数量? 如果P波数量超过R波,且形态一致,考虑房扑或者房速。

(3) R-P'波长不长? R-P'波的标准为90 ms。心电图的R-P'波-R序列中,R-P'波>90 ms,则要考虑房室折返性心动过速(atrioventricular reentrant tachycardia, AVRT),其次是房室结折返性心动过速(慢-慢型)或者房速(图11-5)。

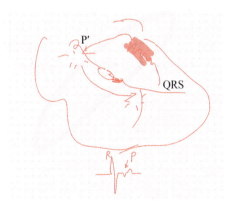

图11-5 逆行P'波在R波之后

在示意图中可以看出,在AVRT时,激动从旁路逆传,激动心房形成P'波,然后通过房室结,下传到心室,形成QRS波群,环路长,且存在房室延搁,通常P'波在2个R波之间,清晰可见。

尝试用5步法和窄QRS心动过速鉴别诊断流程解读下列心电图。

【病例121】

(1) 心电图的描述(图11-6):

1) 窄QRS型心动过速,心率153次/分,R-R节律匀齐。　　　　　　　　　　　　　　　　　　**(主导心律)**

2) 无。　　　　　　　　　　　　**(激动起源的异常)**

3) 每个QRS后可见P′波,R-P′波<P′-R,R-P′ 40 ms(<90 ms)考虑房室结折返性心动过速。

(激动传导的异常)

4) 无。　　　　　　　　　　　　　　**(形态描述)**

5) 不符合。　　　　　　　　　　**(起搏相关描述)**

(2) 心电图的诊断:阵发性室上性心动过速。

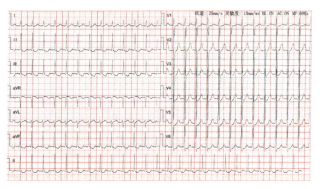

图11-6　病例121

【病例122】

(1) 心电图的描述(图11-7):

1) P波消失,代之以形态大小规则的波浪状F波,频率314次/分,Ⅱ、Ⅲ、aVF的F波向下,为典型(Ⅰ型)房扑,以

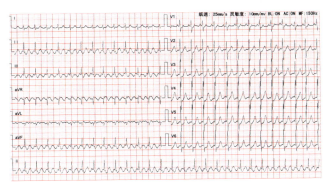

图 11-7 病例 122

2∶1 房室传导,等电位线消失。 **(主导心律)**

2) 心房扑动。 **(激动起源的异常)**

3) 2∶1 房室传导。 **(激动传导的异常)**

4) 无。 **(形态描述)**

5) 不符合。 **(起搏相关描述)**

(2) 心电图的诊断:心房扑动呈 2∶1 房室传导。

(3) 进阶:下壁 F 波负向,V_1 导联 F 波正向,可能是右心房游离壁下传→右心耳梳状肌→下腔静脉口→三尖瓣环→房间隔上传的逆钟向峡部依赖型房扑。

11.3 临床处置要点

对心动过速的鉴别,要密切结合病史以及临床体检,并不能依据心电图的特点来进行临床处理。来看 3 个病例(图 11-8～11-10)。

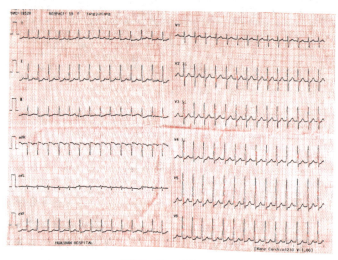

图 11-8 病例 123

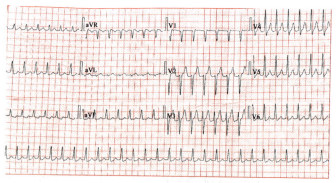

图 11-9 病例 124

11 窄 QRS 心动过速的诊断与鉴别

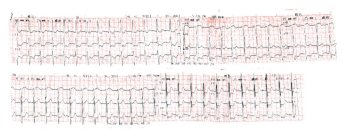

图 11-10 病例 125

【病例 123】

患者 59 岁女性,因为"突发心悸 1 小时"来华山医院急诊;既往曾经有类似发作,但能自行缓解;伴头晕,无法行走;查体:大汗,BP 80/40 mmHg,HR>150 次/分,心律齐,心音中等;两肺呼吸音粗。

【病例 124】

患者 35 岁男性,因为"反复发作性心悸 10 年,再发 15 分钟"来华山医院急诊。10 年来,心悸反复发作,呈突发突止;持续最长 2 h;未发生黑矇,未发生晕厥;查体:BP 115/70 mmHg,HR>150 次/分,心律齐,心音中等;两肺呼吸音粗。

【病例 125】

患者 57 岁男性,因"反复胸闷心悸 2 年,突发胸闷伴大汗半小时"来华山医院急诊;2 年前开始出现活动后心悸,胸闷,经休息可以缓解;未发生黑矇,未发生晕厥;半小时前,活动后再发胸闷、心悸,伴大汗;查体:BP 150/90 mmHg,HR 140 次/分,心律齐,心音中等;两肺呼吸音粗,两下肺可以闻及少量湿啰音。

上述3个病例均为心动过速,仔细读图,前2例为室上性心动过速,第3例为窦性心动过速。急诊接诊后,一般处置的流程如下。

> (1) IV - O_2 - MONITOR,为心动过速的患者建立静脉通道,吸氧并给予心电监护;
> (2) 判断血流动力学是否稳定,如果不稳定,考虑立即电复律或者药物复律;
> (3) 病史和查体,寻找病因或者可以改变的临床原因;
> (4) 行心电图检查,并做心电图解读;
> (5) 建议后继治疗方案,用药物、射频消融或者行复律治疗。

11.4 咖迪一刻:折返的发现

某些兴奋冲动在发出时遇到一条径路处于单向阻滞的状态,就会循着另一条传到缓慢的径路传导。待其折回原处,原单向组织区已恢复兴奋性,折回的冲动得以通过,使得已经激活过一次的部位再被激活一次,这就是我们常说的"折返"。折返现象是许多不同类型心律失常形成的重要机制之一。它是临床心电图学,临床心电生理学中最重要的基本概念之一。今天,我们来讲一讲有关它的故事。

人类对心脏电活动的研究最早开始于19世纪中叶。1842年,意大利生理学家Matteucci首先在鸽子身上发现心脏在跳动时存在电活动。1887年,英国生理学家A.D. Wallen证实了人类心脏跳动时也存在电流改变,同时,用毛细管静脉计记录到了第1份人类的心电图(图11-11)。

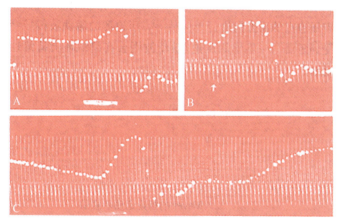

图11-11　人们记录下来的早期心电图

同年,苏格兰的生理学家MacWallian首次提出了有关折返的描述。他将强恒定电流作用于哺乳动物的心脏上,并且记录其血流动力学。实验中他诱发了房扑的发生,并在 *Fibrillar Contraction of the Heart* 一文中描述:"伴随而至的是灾难性的结果。正常的心跳立即停止,心肌产生剧烈的、不协调的收缩,血压急剧下降,实验对象很快发生死亡。"他的实验证明了电刺激会引起心脏出现激动波,并且发现心脏的激动波似乎都起源于感应电刺激的部位,随后又传播到其余的组织,就像一系列快速的收缩波传遍心房壁。

直到 1906 年,Mayer 在墨鱼的标本上首次用试验证实了折返波的存在(图 11-12)。Mayer 将墨鱼的伞状组织切成了环状,通过电刺激环上的某一点引起激动波。激动波沿着环的两侧以相反方向传导,最后相互抵消。但若压迫住环状组织上刺激点旁的某一处组织,电刺激引起的激动就会沿着压迫点的反方向进行单向传导。压迫侧的激动波传导会受到阻滞。一旦解除压迫,激动波则会在组织环上持续性运动。

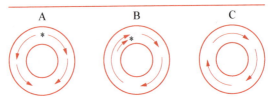

图 11-12 Mayer 的折返运动示意图

1913 年,Mines 在青蛙的心脏标本上进行的试验中,通过应用电射线刺激心脏,他发现冲动经过不同的径路能够多次进入抑制区。他认为心肌内存在着一种"闭合电路"(图 11-13)。如果出于某种原因,激动只能沿着一种方向传导,那么根据传导速度的不同会出现不同的结果:如果激动的传导速度较快,那么整条"电路"都将处于激活状态,完成激活后激动消失;如果激动的传导速度较慢,在它走完一圈之前,心肌的兴奋性有时间恢复到兴奋前,那这份激动波将会持续下去,除非有外界刺激干扰到它。他将此时的心率称之为"反复心率"(reciprocating rhythm)。又过了2年,在1915年,White首次记录并发表了心电图的折返现象。该心电图的折返表现为一个正常的QRS波,继之有逆向倒置的P波,随后经折返又产生了另一个正常的QRS波。至此,现代心电生理学构成中一块重要的基石"折返理论"就诞生了。

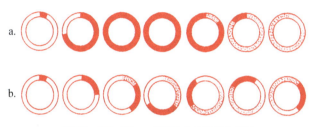

图11-13 Mines的"闭合电路"示意图

不过刚开始人们还没有意识到这项发现的重要性。随着时间进展到20世纪中叶。那段时间是心电生理学发展的黄金时期,伴随着诸多技术如程控电刺激技术,心内膜导管标测等的诞生,人类对心脏电活动的机制相关开展实验,并且有了进一步的认识。然后人们开始发现,绝大多数的早搏、阵发性心动过速、房扑房颤等都跟折返的发生有关。临床上,在解释这些早搏或者心动过速机制的时候,折返的引入是必不可少的。并且随着研究的进一步深入,诸如各向异性折返、8字形折返、螺旋波折返等发现的加入,逐渐完善了"折返"这一概念。如今。作为一名心内科医师,折返相关机制及理论已经成为了必修课。

12
试着找一找旁道长在哪里

引言

显性旁道可以在体表心电图中出现δ波（通常以QRS波群起始40 ms部分的波形判断δ波的方向）。通过δ波在不同导联上的表现，可以对旁道的位置进行初步的定位，然而，存在δ波并不一定等同于预激综合征，体表心电图也不是旁道位置的"金标准"，最终的定位仍依靠心内电生理检查。

本章精彩内容剧透：
* 显性旁路位置判断规则应用
* 心电图定位的局限性
* 特殊条件下的预激

12.1 旁道的定位原则

存在旁道显性传导的情况下，部分心肌被提早激动（预激综合征),可以通过心电图,来对旁道的位置进行判断(图 12-1)。

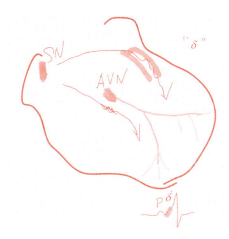

图 12-1 "δ"波的产生

旁道的定位均用图 12-2 的方式进行划分和判断。

(1) 判断依据:理论上应以 δ 波(QRS 起始前 40 ms)的方向为标准。

如果预激充分,则 δ 波的方向就与同导联的 QRS 主波方向相同。典型预激,只要预激充分,只要以 QRS 主波方向作为判断的依据即可。少数条件下,还要结合看 δ 波的方向。

(2) 判断规律:

1) V_1 定左右:

如果 V_1 为右束支阻滞图形(QRS 主波向上),称为 A 型

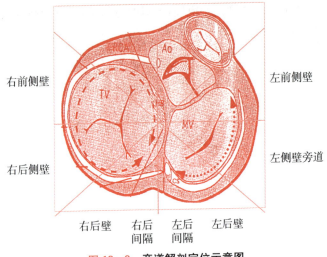

图 12-2 旁道解剖定位示意图

预激,提示为左侧旁路;

如果 V_1 为 rS 或 QS 图形(左束支阻滞图形,主波向下),称 B 型预激,提示为右侧旁路。

2)Ⅱ、Ⅲ、aVF 导联(下壁导联)定前后(于房室环来说,前就是上,后就是下)。

如果这 3 个导联的 QRS 主波方向向上(又称电轴下偏或右偏),提示旁路位置靠前;

如果这 3 个导联的 QRS 主波方向向下(又称电轴上偏或左偏),提示旁路位置靠后。

3)Ⅰ、aVL 导联为左侧导联:

如果Ⅰ、aVL 导联 QRS 主波向上,提示旁路位于二尖瓣环或三尖瓣环的右侧,即右侧游离壁或左侧间隔部;

如果Ⅰ、aVL导联QRS主波向下,提示旁路位于二尖瓣环或三尖瓣环的左侧,即左侧游离壁或右侧间隔部。

【病例126】

请判断图12-3心电图的旁道位置。

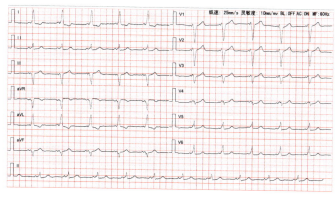

图12-3 病例126

12.2 显性旁路位置判断规则应用

【病例127】

显性旁道位于左前侧,见图12-4。

【病例128】

显性旁道位于左后间隔,见图12-5。

【病例129】

显性旁道位于右前侧壁,见图12-6。

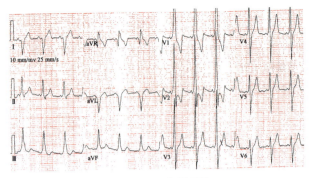

图 12-4　病例 127

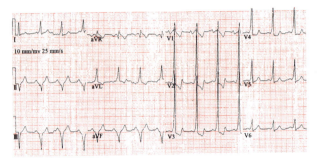

图 12-5　病例 128

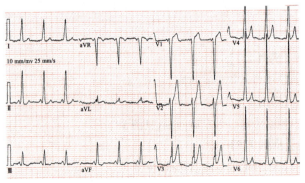

图 12-6　病例 129

12 试着找一找旁道长在哪里

【病例 130】

显性旁道位于右前壁,见图 12-7。

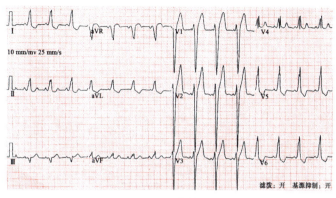

图 12-7 病例 130

【病例 131】

显性旁道位于右后侧壁,见图 12-8。

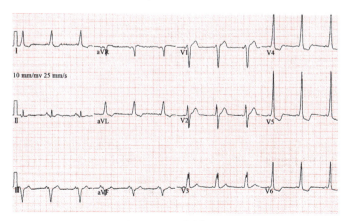

图 12-8 病例 131

【病例 132】

显性旁道位于右后间隔,见图 12-9。

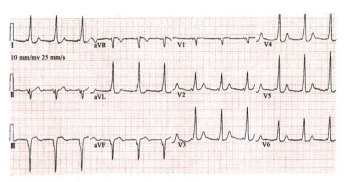

图 12-9　病例 132

【病例 133】

显性旁道位于右中间隔,见图 12-10。

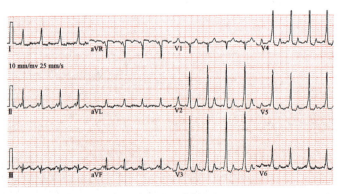

图 12-10　病例 133

12.3 心电图定位的局限性

当不同的导联提示结果有冲突时,须全面衡量,综合评价。

规律是相对的,应以心内电生理检查结果为"金标准"。

钟面定位的原则,是假定患者的房间隔与室间隔平面与矢状面的夹角是 45°角,如果患者心脏有转位,则必然有误差。

综合向量的概念,是假定心肌组织自最早激动点向邻近部位的传导是同心圆、匀速扩布的,且各部分心肌组织的厚度相同。这显然是一个理想的模型,而患者实际心脏的解剖结构一般都会有一定的变异。

通常情况下,体表心电图能大致区分左、右侧和前后即可,不必追求更精准的钟面定位。

12.4 特殊条件下的预激

【病例 134】

间歇性预激:旁路的前传功能在不同时间,有较大的变异性,有时预激很明显(如在较长的间歇后),有时可完全没有预激(如心率较快时),此时定位以预激充分时为准(图 12-11)。

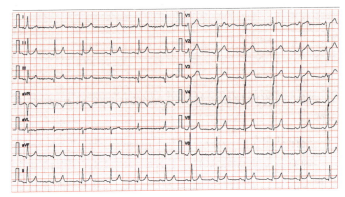

图 12-11　病例 134

【病例 135】

房颤合并旁道前传:也可见于房扑或房速并旁路前传,即起源于心房的快速性心律失常并旁路前传,此时无法看 PR 间期,定位只看 QRS 主波即可(图 12-12)。

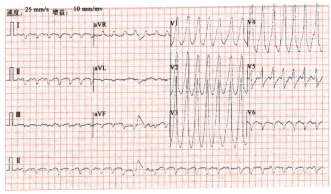

图 12-12　病例 135

总结

(1) 首先看 V_1,分左右;

(2) 再看Ⅱ、Ⅲ、aVF,分前后;

(3) 其次看Ⅰ、aVL,区分间隔部或游离壁(指对于A型预激而言);

(4) 胸前导联 RS>1 移行:V_2-偏后,V_3-偏侧,V_4-偏前,矛盾取其中。

13
宽 QRS 心动过速的心电图诊断

引言

宽 QRS 心动过速是心电图阅读的难点,其中最重要的是鉴别诊断,只有正确权衡了鉴别诊断和临床处置,才能导向良好的临床结果。宽 QRS 波群心动过速之所以成为较为困难的临床挑战,主要是因为其诊断困难和治疗紧急性。大多数宽 QRS 心动过速都是室上性心动过速,在未筛选的患者里,室上性心动过速占比高达 80%,既往存在心肌梗死病史的患者,室性心动过速占比达 90%,而在国内的统计中,其中仅有 32% 的患者得到了正确的诊断。因此,宽 QRS 型心动过速的鉴别诊断虽然包括多种类型的室上性心动过速,然而在紧急的难以给出明确鉴别的情况下,可以先按照室性心动过速的策略处理。

本章精彩内容剧透:
* 宽 QRS 心动过速
* 宽 QRS 心动过速的鉴别

* 用于鉴别室上性心动过速的 2 种主要的方法(Brugada、Verecki)

13.1　宽 QRS 心动过速的心电图诊断

【病例 136】

我们来看这张心电图(图 13-1),各导联可以看见窦性 P 波。从第 5 个心跳开始,突然出现宽大畸形 QRS-T 波群,P 波与 QRS 波群不相关。

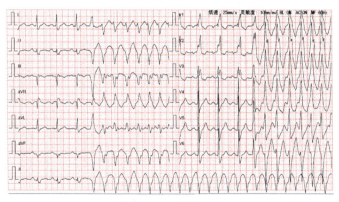

图 13-1　病例 136

这是一张宽 QRS 型心动过速的心电图,精准的诊断是窦性心律,阵发性室性心动过速,完全性右束支传导阻滞。有哪些证据支持是室上性心动过速?室上性心动过速心电图需要和哪些情况鉴别?我们会在本章内容详细展开。

宽 QRS 心动过速的特点：① 宽 QRS，QRS 时间≥120 ms；②心动过速，频率>100 次/分。

宽 QRS 心动过速中，80%左右为室性心动过速，如果合并血流动力学紊乱，则无论最终诊断是哪一种，临床即刻需要按照室性心动过速来紧急处理。在心电图中，出现下列 5 点中的任何一种，则考虑为室性心动过速。

(1) 心室窦性夺获；
(2) 房室分离：特异性 100%；
(3) 室性融合波；
(4) QRS 波形态：胸导 QRS 波同向性；电轴极性；
(5) QRS 波形态与窦律时室性早搏一致。

宽 QRS 心动过速主要包含下列 4 种情况，最常见的是第 1 种和第 2 种，有时从心电图上难以鉴别，只有通过心内电生理检查才能区分开来。

(1) 室性心动过速；
(2) 室上性心动过速伴室内差异传导/束支传导阻滞；
(3) 旁道前传的室上性心动过速；
(4) 起搏器介导的心动过速（PMT）。

提示室上性心动过速伴差传的心电图表现：
(1) 心动过速发生均由 P 波触发；
(2) P 波与 QRS 相关，1∶1 或 2∶1，QRS 形态与室上性冲动下传相同；

（3）刺激迷走神经可减慢或终止心动过速的；

（4）长-短序列（长 R-R 间期后跟随短 RR）后容易呈现差异传导；

（5）宽 QRS 波群、心律明显不齐（房颤伴旁道下传可能）；

（6）有条件需要参考心动过速终止后心电图表现。

13.2 用于鉴别室性心动过速的几种主要的方法

常用于室性心动过速鉴别的有 Brugada 方案和 Verecki 方案。如果患者的心电图呈现完全性右束支传导阻滞或者完全性左束支传导阻滞时，原本 QRS 波群就已经增宽变形，需要分别使用 Wellens 方案和 Kindwall 方案，这 2 个方法也整合进了经典的 Brugada 方案和 Verecki 方案中。

13.3.1 合并束支传导阻滞的心动过速的鉴别方案

合并 RBBB 时的 Wellens 方案

（1）QRS>140 ms；

（2）电轴左偏；

（3）QRS 波形特点：

（4）V_1 呈 R、RS、Rs、qR 形态考虑为 VT（R 波很大或者小 q 起始）；

（5）V_1 呈 rsr′、rSr′、rSR′则考虑为 SVT（S 波很深）；

（6）A、V 分离。

合并 LBBB 的 Kindwall 方案(图 13-2)

(1) RV_1、V_2>30 ms(≥40 ms);

(2) V_1、V_2 RS 间期>60 ms(≥70 ms);

(3) V_6 有 Q 波;

(4) V_1、V_2 的 S 降支有挫折;

(5) QRS 时限>160 ms。

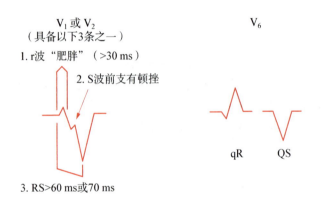

图 13-2 合并 LBBB 的 Kindwall 方案

对于 LBBB 型的宽 QRS 心动过速,牢记提示 VT 诊断的 V_1 或 V_2 的形态,主要是起始部分增宽、粗钝,下降支有挫折。

【病例 137】

来看下面的心电图(图 13-3),注意,对于宽 QRS 的心电图,主要的鉴别目标是室性心动过速还是非室性心动过速,解读心电图时主要需要收集尽可能多的、提示为室性心动过速的证据。因此,在下面的心电图中,有哪些证据提示这是室性心动过速?

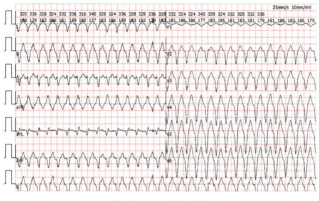

图 13-3 病例 137

13.3.2 Brugada 4 步法

Brugda 4 步法为常用的室性心动过速的鉴别诊断方法，主要内容为：

(1) $V_1 \sim V_6$ 导联 QRS 波群形态均无 RS 型，为室性心动过速。

(2) $V_1 \sim V_6$ 导联 QRS 波群形态有 RS 型，其中有一个导联的 RS 间期（R 始点至 S 波谷点）>100 ms 者为室性心动过速，否则进行下一步。

(3) 有房室分离者为室性心动过速，否则进行下一步。

(4) V_1 和 V_6 导联 QRS 波群形态符合室性心动过速者为室性心动过速,即:

呈右束支传导阻滞型时,V_1 导联呈 R、QR 或 RS 型,V_6 导联 R/S<1,呈 QS 或 QR 型波;

呈左束支传导阻滞型时,V_1 或 V_2 导联 R 波>30 ms 或 RS 间期>70 ms,S 波有明显切迹,V_6 导联呈 QS 或 QR 型波。

否则为室上性心动过速伴差异性传导或束支阻滞。

总结如下(图 13-4):

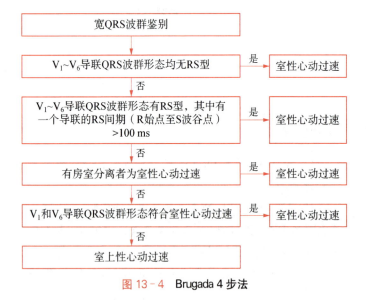

图 13-4　Brugada 4 步法

13.3.3　Verecki 4 步法

心脏激动的传导方向为从右上、后方到左前、下方(图13-5)。

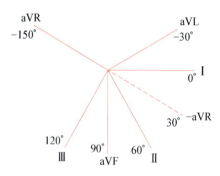

图 13-5　心脏激动的传导方向

因此,在 aVR 导联上,主波的方向应该是向下的,即不应该在 aVR 导联上看到正向波群,这个区域通常称为"无人区"。如果激动的起源为心室,可能就会导致在"无人区"出现正向的波群。这是 Verecki 4 步法的核心。

下面这张心电图(图 13-6),便是典型的 aVR 导联 QRS 主波方向向上的宽 QRS 型心动过速,是一张室性心动过速的心电图。

现在,Verecki 4 步法通常均以 aVR 导联为核心来进行推断,主要的过程为:

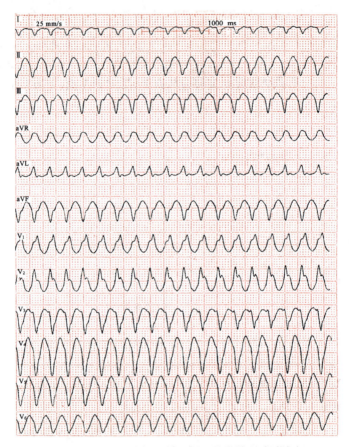

图 13-6 典型 aVR 主波向上的室性心动过速

(1) aVR 导联有初始 R 波，为室性心动过速，否则进入下一步。

(2) aVR 导联的 r 波或 q 波＞40 ms,为室性心动过速,否则进入下一步。

(3) 负向起始波的降支上有顿挫,为室性心动过速,否则进入下一步。

(4) 测量心室初始激动速度 V_i 与终末激动速度(室性心动过速)之比,$V_i/V_t<1$,为室性心动过速。

主要流程总结见图 13-7。

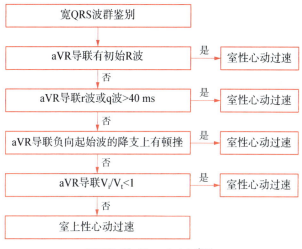

图 13-7 Vereckei 4 步法

$V_i/V_t \leqslant 1$ 指:宽 QRS 波心动过速时,心室初始(正计 40 ms)与终末(倒计 40 ms)除极速度之比,称为 V_i/V_t 比值。

在 Vereck 4 步法中,主要使用 aVR 导联,但是单独使用时常选 QRS 呈双向波的始点与,终点清楚胸导,多选 V_3、V_5,其次为 V_2。先确定基线,如无基线时,以 QRS 始点为基点,沿基线或基点做一水平线。

V_i 值:QRS 波起始后 40 ms 时向点做垂线,其与 QRS 波交点的幅度值(mV)为 V_i 值。

V_t 值:QRS 波终点倒计 40 ms 处做垂线,其与 QRS 交点处的幅度值(mV)为 V_t 值。

V_i/V_t 比值:用 V_i 与 V_t 幅度比。

使用 Verecki 4 步法存在以下优势:①步骤简单,只需要在 aVR 导联判断 4 步(表 13-1);②没有复杂的 QRS 波群判断;③没有辨识室房分离的步骤,因此不需要记录长导联心电图;④不需要胸导联,不但节约了采样时间,还不受除颤的影响。

然而,Verecki 4 步法也并非绝对,判断的正确性在 87%~96%。在国内的一项研究中,发现主要的误诊是房颤合并旁道前传。

表 13-1　aVR 导联新法则诊断正确性

标　准		诊断正确性
第 1 步	正向大 R 波	30/33[90.9(81.1~100.7)]
第 2 步	初始 q 或 r 波>40ms	54/56[96.4(91.6~101.3)]
第 3 步	负向 QRS 波下降支有顿挫或缓慢	62/65[95.4(90.3~100.5)]
第 4 步	$V_i/V_t \leqslant 1$	40/46[87.0(77.2~96.7)]
总计		186/200[93.0(89.5~96.5)]

13 宽QRS心动过速的心电图诊断

【病例138】

图13-8是1例宽QRS心动过速患者,"突发心悸2天",

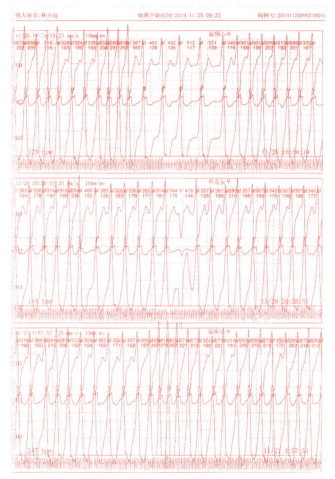

图13-8 病例138(1)

来院时发现患者神志清,对答切题,但血压80/40 mmHg,氧饱和度90%,疑诊为"肺栓塞"收住。行Holter检查发现:

考虑为房颤合并预激,旁道前传,立即转至心内科,行心电图检查:

在图13-9中,使用Verecki 4步法,可以诊断为室性心动过速,然而最终电生理检查明确是房颤合并旁道前传。必须承认,使用体表心电图有6%的患者无法鉴别房颤合并旁道前传和室性心动过速,但由于患者合并血流动力学紊乱,我们根据体表心电图初步判断为室性心动过速并处理,是妥当的治疗策略。

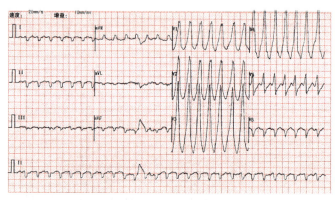

图13-9 病例138(2)

综上,宽QRS心动过速时,室性心动过速占80%。因此,首先要考虑室性心动过速,一定要在心电图中尽可能多寻找支持室性心动过速的证据,不能绝对诊断。无论哪一种鉴别方法,都无法做到100%正确。临床的积极处理,比反复心电图鉴别诊断还要重要。解读心电图时,要收集更多病史、体检以及治疗过程的信息。

13.3.4 Jastrzebski 积分法

由于各种宽 QRS 型心动过速鉴别诊断流程的敏感性和特异性存在不同程度的局限。因此,2015 年 Marek Jastrzebski 等提出了室性心动过速积分法,入选了相互不影响也无前后顺序逻辑关系的 7 个标准,来简化临床的鉴别诊断,有效提高了对宽 QRS 波心动过速的鉴别诊断的特异性和精准度(表 13-2)。

表 13-2 室性心动过速积分法 7 个标准

序号	导联与项目	积分/分
1	V_1 导联起始为 R 波、RS 或者 RSr′	1
2	V_1 或者 V_2 导联起始 r 波>40 ms	1
3	V_1 导联 QRS 波群 S 波有切迹	1
4	$V_{1\sim6}$ 导联,无 RS 图形	1
5	aVR 导联起始为 R 波	1
6	Ⅱ 导联 R 波达峰时间≥50 ms	1
7	室房分离,室性融合波	2

超过 2 分考虑 VT。应用室性心动过速积分法积 3 分诊

断室性心动过速时仅存在 0.3% 的错误(积 3 分及以上者正确诊断室性心动过速的比例为 99.7%)。

思考题

【病例 139】

解读下列心电图(图 13-10):在这张心电图中,有多少证据支持室性心动过速?

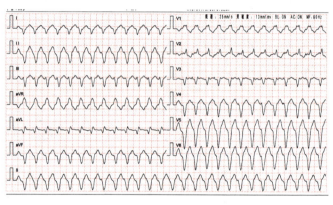

图 13-10　病例 139

14
电解质紊乱的心电图

引言

正常情况下,人体内的电解质浓度保持相对的稳定和平衡,当疾病引起电解质平衡紊乱时,将影响心肌细胞的电生理特性和心肌细胞的动作电位,心电图随之发生相应的改变,其中以血钾、血钙浓度变化对心电图影响最明显,心电图检查可为临床提供重要依据。

本章精彩内容剧透:
* 血钾异常心电图
* 血钙异常心电图

14.1 血钾异常的心电图

钾离子(K^+)主要存在于细胞膜内,细胞内外 K^+ 的浓度比约为 38∶1,正常血钾浓度为 $3.5\sim5.5$ mmol/L,低于

3.3 mmoL/L为低钾血症,高于5.5 mmoL/L为高钾血症。

正常浓度的K^+,为维持心肌细胞的电生理特性起着重要作用。细胞膜内外K^+浓度的变化,特别是细胞膜外K^+浓度的变化,可直接影响心肌的自律性、兴奋性、传导性和不应性,并使心电图发生改变(图14-1)。

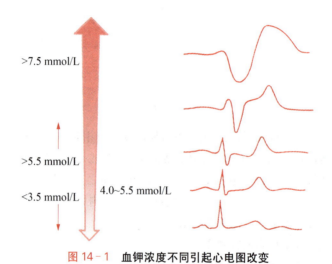

图14-1 血钾浓度不同引起心电图改变

14.1.1 低钾血症

低钾血症的心电图特征

(1) 低钾血症患者常出现U波振幅增大,可达0.2 mV以上,超过T波振幅;

(2) U 波增高以 $V_2 \sim V_4$ 导联最明显,其对诊断低血钾具有相对特异性;

(3) T 波低平或倒置;

(4) ST 段压低$\geqslant 0.05$ mV;

(5) QT-U 间期延长;

(6) P 波增高。

由于细胞膜外 K^+ 浓度降低而引起静息电位负值增大,使动作电位变为慢反应电位,出现异常自律性,导致各种严重心律失常,甚至死亡。临床上,引起低钾血症的常见病因:如呕吐,腹泻,食欲不振,营养不良,周期性瘫痪,肾功能减退,碱中毒,长期使用利尿剂、肾上腺皮质激素及胰岛素等。血钾过低可促使心肌对洋地黄的敏感性增高,诱发或加重洋地黄及其有关的心律失常。心电图诊断低钾血症应密切结合临床病史,除外其他原因所致的 U 波改变。

当血钾浓度低于 3.0 mmol/L 时,心电图 U 波增大,T 波低平、双向或倒置。当血钾浓度低于 2.0 mmol/L 时,ST 段明显下降,T 波倒置明显,U 波振幅显著增高、增宽,T 与 U 波融合在一起,Q-U 间期延长,严重低钾血症可出现巨大 U 波。

U 波多高才算低钾血症的诊断意见不一。T 波高大者,U 波振幅较大,有时可达 0.20 mV 以上,仍属于正常范围;但在 T 波低平、倒置时,U 波不应增高,若 U 波高于 T 波,即使未大于 0.20 mV,也应结合病史考虑低钾血症的心电图诊断。

【病例140】

患者血钾为1.9mmol/L,在心电图中(图14-2),注意区分P波、T波和U波。

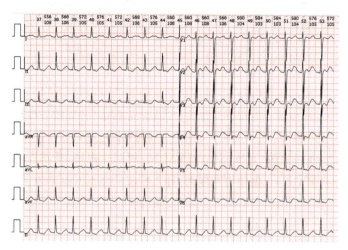

图14-2 病例140

(1) 心电图的描述:

1) 窦性心动过速; **(主导心律)**

2) 未见; **(激动起源的异常)**

3) 未见; **(激动传导的异常)**

4) ST-T改变(Ⅱ、Ⅲ、aVF导联和$V_{2\sim6}$导联ST段压低0.05mV,$V_{2\sim6}$导联T波双向),U波增高; **(形态描述)**

5) 不符合。 **(起搏相关描述)**

(2) 心电图的诊断:窦性心动过速,ST-T改变(Ⅱ、Ⅲ、aVF导联和$V_{2\sim6}$导联ST段压低0.05mV,$V_{2\sim6}$导联T

波双向),U 波增高,建议查血钾。

14.1.2 高钾血症

高钾血症的心电图特征

(1) 血钾浓度升高至 6.0 mmol/L 左右时,T 波振幅增高,基底部变窄,波顶变尖呈"帐篷状 T 波"。血钾浓度升至 7.0 mmol/L 左右时,P 波振幅减小,变为低平或消失,QRS 时间增宽,可达 0.12 s 以上,R 波振幅降低,S 波增宽、ST 段缩短,T 波振幅可有所减小。U-T 间期缩短,形成所谓的窦室传导节律。

(2) 血钾浓度达 8.0 mmol/L 左右时,QRS 增宽更明显,QRS-T 可连在一起。

(3) 血钾浓度高达 10 mmol/L 以上者,可出现心室扑动、心室纤颤及心脏停搏。

血钾浓度增高时,静息电位负值减小,0 相上升速度减慢,坡度变小,4 相上升速度减慢,可抑制心肌的自律性、兴奋性及传导性,预后严重,若不及时处理,将危及生命。

人体摄入的 K^+ 约 85% 经肾脏排出体外,任何原因导致的肾功能减退或衰竭,发生少尿或无尿,是引起高钾血症最主要的病因。大量输血、补钾过多、高血容量休克、大面积组织挤压伤未治疗、糖尿病等,也可引起高钾血症。

【病例 141】

患者血钾浓度为 7.0 mmol/L。心电图如图 14-3 所示。

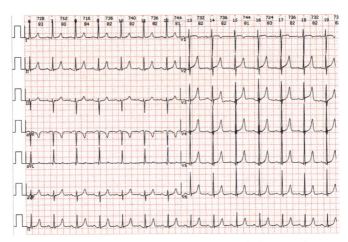

图 14-3　病例 141

(1) 心电图的描述:

1) 窦性心律,心率 81 次/分。P 波于 Ⅰ、Ⅱ、aVF 导联直立,aVR 导联倒置,振幅、时限正常。**(主导心律)**

2) 未见。**(激动起源的异常)**

3) P-R 间期正常;QRS 波群形态、时限正常。

(激动传导的异常)

4) T 波在 Ⅱ、$V_2 \sim V_6$ 导联高尖。$RV_5 + SV_1 > 3.5\,mV$、V_1 导联 $R/S < 1$,V_2 导联 $R/S > 1$。**(形态描述)**

5) 不符合。**(起搏相关描述)**

(2) 心电图的诊断:窦性心律,左心室高电压,心脏逆钟向转位,T 波高尖,建议抽血钾。

【病例 142】

窦室传导的心电图(图 14-4):心房肌对血钾特别敏

感,当血钾浓度增高时,在窦房结、结间束及房室结尚未受抑制之前心房肌首先抑制,致心房静止,窦房结发放的冲动不能激动心房,但仍循3条结间束传至房室交界区,从而激动心室,称之为窦室传导。

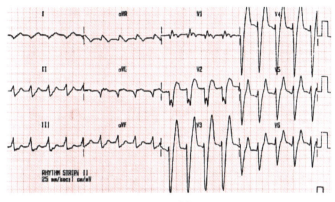

图 14-4　病例 142

窦室传导几种可能的心电图表现:

(1) 心室率快速匀型,酷似室性心动过速;

(2) 心室率缓慢匀齐型,酷似室性逸搏心律,上述两型是最常见的窦室传导类型;

(3) 文氏或二度Ⅱ型阻滞型,前者表现为RR间期渐短突长,长间歇小于2倍短间歇,后者表现为间断出现长间歇,长间歇等于2倍短间歇,提示高钾升高使得窦房或房室交界区受到部分抑制;

(4) 慢快交替型,室律时快时慢,可见窦室停搏,提示窦房结功能明显抑制;

(5) 心室率不规则型,酷似房颤的心室反应,提示血钾导致窦房结自律性发生改变;

(6) QRS波异常增宽而畸形,类似Brugada波样改变。

【病例143】

血钾为9.0 mmol/L,心电图疑为窦室传导(图14-5)。

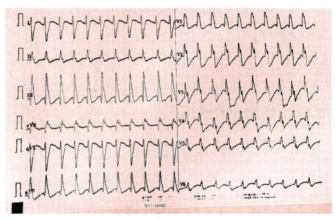

图14-5 病例143

14.2 血钙异常的心电图

正常人血清钙浓度为2.25~2.75 mmol/L。血清钙<2.2 mmol/L,称为低钙血症;血清钙>2.75 mmol/L,称为高钙血症。

14.2.1 低钙血症

低血钙对心肌动作电位的影响是使 2 相延长,3 相无明显影响。

低钙血症的心电图特征

(1) ST 段平坦延长;

(2) QT 间期延长,T 波时间不延长,可继发室性心动过速等心律失常;严重低钙血症患者可出现 T 波低平或倒置;

(3) 低钙血症可引起各种早搏,传导阻滞等心律失常;低血钙可使迷走神经兴奋性提高,发生心脏停搏。

若伴有低钾血症,则 U 波明显增大;如伴有高钾血症,可有 T 波高尖。低钙血症被纠正以后,心电图上延长的 ST 段逐渐恢复正常(图 14-6)。

引起低钙血症的常见原因有维生素 D 代谢障碍,包括维生素 D 缺乏性软骨病、肠道吸收障碍、肝胆疾病及长期应用抗惊厥药物及肾性软骨病等;甲状旁腺功能减退;慢性肾

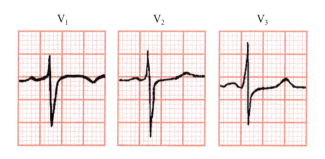

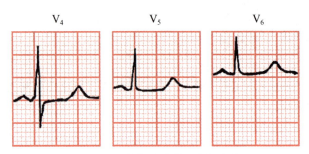

图 14-6　低钙血症的心电图表现

衰竭;镁缺乏、急性胰腺炎及肿瘤。

血钙浓度<2.0 mmol/L,注意 QT 间期已经延长。临床上,若发现 QT 间期异常,要注意观测血钙的浓度。

【病例 144】

患者血钙为 1.4 mmol/L。心电图如图 14-7 所示。

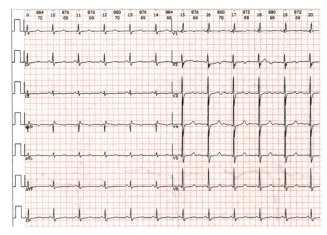

图 14-7　病例 144

(1) 心电图的描述：

1) 窦性心律,心率68次/分。P波于Ⅰ、Ⅱ、aVF导联直立,aVR导联倒置,振幅、时限正常。　　**(主导心律)**

2) 未见。　　**(激动起源的异常)**

3) P-R间期正常;QRS波群形态、时限正常。

(激动传导的异常)

4) V_1导联QRS波群呈rsR′型,Ⅰ、V_5及V_6导联S波增宽且有切迹,时限大于0.04 s,aVR导联呈QR型,其R波宽且有切迹。Ⅲ导联T波倒置。QT时限580 ms。

(形态描述)

5) 不符合。　　**(起搏相关描述)**

(2) 心电图的诊断:窦性心律、不完全性右束支传导阻滞,QT延长,建议查血钙。

14.2.2　高钙血症

钙离子主要作用于动作电位2相,使2相缩短,而3相未受影响。

高钙血症的心电图特征

(1) ST段缩短或消失,罕见ST段抬高;

(2) QT间期缩短,与ST段缩短或消失有关;T波低平或倒置;

(3) 严重高钙血症患者,PR间期延长,QRS波群轻度增宽;

(4) 心律失常：各种早搏、窦性心动过速、房室传导阻滞、室性心动过速、心室颤动等。

高血钙可缩短动作电位 2 相，与洋地黄类作用相似，故使用洋地黄应避免静脉使用钙剂，否则可致心室纤颤而突然死亡。临床上，高钙血症较少见，引起高钙血症的主要原因有：原发性甲状旁腺功能亢进症，其中多为肿瘤(80%)，其次为增生(15%)，少数为癌(1%)。恶性肿瘤，按肿瘤性质，骨转移性肿瘤发生率为 70%，血液病为 20%，无转移性肿瘤为 10%。此外，还有由于慢性肾炎、维生素 D 缺乏、低血磷与肾衰竭、慢性血液透析等引起的长期低血钙，刺激甲状旁腺增生，甲状腺功能亢进，维生素 D 中毒，补钙过多等。

血钙浓度＞3.0 mmol/L，要注意观察 QT 间期(图 14-8)。

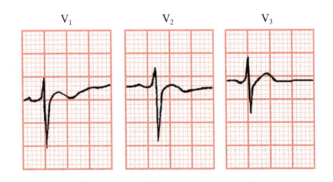

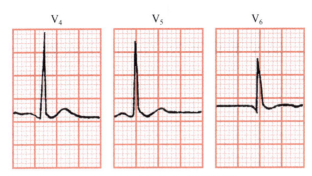

图 14-8　高钙血症时 QT 间期

【病例 145】

对高钙血症患者的诊断特异性并不高,在 Q-T 缩短,ST 段缩短或消失的患者(图 14-9),要结合临床,警惕高钙的可能。

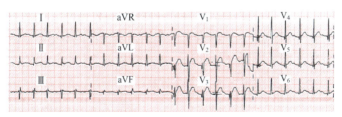

图 14-9　病例 145

15
离子通道异常的心电图表现

引言

1995年，Keating研究组确定了长QT间期综合征（long QT syndrome，LQTS）与心脏离子通道基因突变有关，从此揭开了心律失常基因机制研究的新时代。2002年1月，*Nature*杂志刊登了"心脏离子通道病"一文，介绍了心脏离子通道分子缺陷在心律失常发生发展中的作用和地位。随着研究的深入，越来越多的心律失常被证实与基因缺陷有关，其中多数为心脏离子通道基因异常。

本章精彩内容剧透：
* 离子通道病
* 长QT综合征
* Brugada综合征
* 儿茶酚胺敏感性室性心动过速
* 短QT综合征

心律失常与离子通道基因表达异常明确相关，原发性心电异常是由编码各主要离子通道亚单位的基因突变引起的，这类病可通称为"离子通道病"。主要有：①LQTS；②Brugada综合征（Brugada syndrome，BRS）；③儿茶酚胺敏感的多形性室性心动过速（catecholaminergic polymorphic ventricular tachycardia，CPVT）；④短QT综合征（short QT syndrome，SQTS）。

还包括遗传性心脏传导阻滞、不可预测的夜间猝死综合征、婴儿猝死综合征等。

按病因可分为获得性和遗传性。获得性心脏离子通道病通常与心肌局部缺血、药物、电解质或代谢异常及中毒等因素有关。

15.1 长QT综合征

心电图表现：QT间期延长，波异常，易产生室性心律失常，尤其是尖端扭转性室性心动过速，临床上严重时发生晕厥和猝死的一组综合征。

LQTS诊断标准包括心电图（男性QTc＞470 ms、女性QTc＞480 ms）、临床表现（晕厥）、心原家族史等。其他心电图特征如特殊形态T波和TdP可帮助诊断，但无法诊断临界性LQTS。此时，遗传基因筛查发现基因突变有诊断价值，同时要排外获得性长QT现象。

遗传性LQTS有2种形式：Romano-Ward综合征（RWS）和Jervell and Lange Nielsen综合征（JLNS）。

8个基因与RWS综合征有关。分别是 *KCNQ*1 (LQT1)、*KC-NH*2(LQT2)、*SCN5A*(LQT3)、*Ankyrin B*(LQT4)、*KC-NE*1(LQT5)、*KCNE*2(LQT6)、*KCNJ*2 (LQT7)和 *Cav* 1.2(LQT8)。涉及钾通道、钠通道和钙通道。

3个基因和JLNS有关。*KCNQ*1(JLN1)、*KCNE*1 (JLN2)、JLN3,目前尚不清楚其相关基因。

除LQT4外,其他相关基因均为编码离子通道蛋白基因,其突变可引起与之相对应的离子通道功能的增强(内向电流增强)或减弱(外向电流减弱),最终导致QT间期的延长。

【病例146】

获得性长QT由药物、电解质紊乱(低血钾、低血镁)、心动过缓性心律失常、缺血性心脏病或心肌病引起。遗传和环境因素(药物,电解质异常)相互作用,可使心室复极化异常,导致致命性心律失常(图15-1)。

心电图(图15-1)中,QTc＞480 ms,患者血钾2.8 mmol/L,并使用胺碘酮的病史,考虑为获得性QT延长,停用胺碘酮以后,心电图如图15-2所示。

【病例147】

常规心电图(如图15-3)即发现Q-T延长,无用药或相应疾病史,考虑为非获得性长QT综合征。

15 离子通道异常的心电图表现

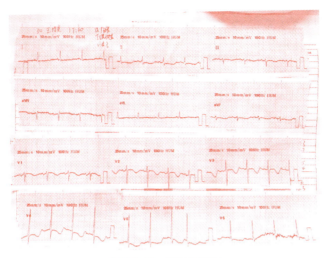

图15-1 病例146(1)

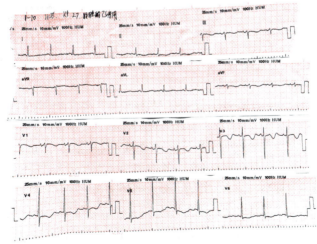

图15-2 病例146(2)

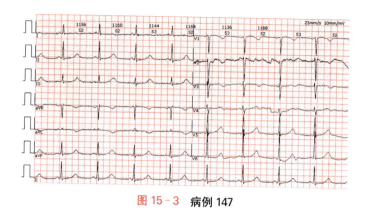

图 15-3 病例 147

15.2 Brugada 综合征

心电图特征:右胸导联有 3 种复极图形。

Ⅰ型的诊断标准为 ST 段穹隆样抬高≥0.2mV,伴 T 波倒置。

Ⅱ型的诊断标准为 ST 段马鞍型抬高≥0.2mV 或下斜形 ST 段抬高≥1mV,T 波直立或双向。

Ⅲ型诊断标准为 ST 段马鞍型或穹隆样抬高<1mV。

这 3 种类型可以在同一个患者中顺序出现。$V_2 \sim V_3$ 导联位置提高一个肋间具有一定诊断作用。

心电图具有动态变化的特点,甚至呈现 24h 内变化。隐匿的或不典型的心电图表现可在应用钠通道阻滞剂、发热或迷走神经张力过高等情况下而变为典型 Brugada 样心电图。

15 离子通道异常的心电图表现

【病例 148】

患者因牙痛来华山医院急诊,测腋温 38.7℃,心电图如图 15-4 示,ST 段马鞍型抬高≥0.2 mV,T 波直立,考虑 2 型 Brugada 综合征。

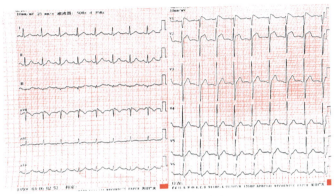

图 15-4　病例 148(1)

体温降至 37℃ 后复查心电图(图 15-5)。

【病例 149】

特异性右胸导联($V_1 \sim V_3$)ST 段抬高伴或不伴有右束支传导阻滞,有致命性室性快速性心律失常、反复发作倾向(图 15-6)。属于常染色体显性遗传性疾病。

目前已发现数个基因异常表达与 BrS 有关,但目前唯一确定的钠通道 α 亚单位基因是 *SCN5A*。已经发现 *SCN5A* 上引起 BrS 的基因突变位点有 8 个,*SCN5A* 突变后,钠通道功能减弱,而 Ito 相对优势,心外膜下动作电位时程明显缩短,导致 AP 平台期的不均一性,引起明显的去极化和不

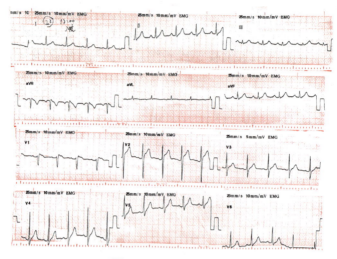

图 15-5 病例 148(2)

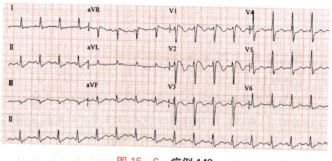

图 15-6 病例 149

应性的离散,形成相折返引起室性心律失常。

Brugada 波可被一些抗心律失常药物、发热、非心血管药物及非药物因素激发或诱发,甚至还可发生于饱餐后。因此，在诊断 BRS 前，需要排外各种可导致 Brugada 波的情况。

药物性因素包括非典型右束支阻滞、左心室肥厚、早期复极化、急性心包炎、急性心肌缺血或梗死、肺栓塞、变异性心绞痛、主动脉夹层、各种中枢和自律神经系统异常、维生素 B_1 缺乏、高钾血症、高钙血症、致心律失常的右心室发育不良或右心室发育不良心肌病、低温、纵隔肿瘤压迫右心室流出道、心包积血、高热及心脏除颤后的心电图记录。尤其重要的是需要鉴别缺血性心脏病、致心律失常右心室发育不良、早期复极综合征及非 BRS 患者心电风暴除颤后的 Brugada 波。

15.3 儿茶酚胺敏感性室性心动过速

临床上，以运动或激动诱发的双向性、多形性室性心动过速、晕厥和猝死为特征，多发生于无器质性心脏病的青少年，心脏猝死率达 30%～50%。

致病基因为 *RyR*2 和 *CASQ*2。*RyR*2 基因突变引起的 CPVT 呈显性遗传，*CASQ*2 基因突变引起的 CPVT 呈隐性遗传。

*RyR*2 编码心肌细胞肌浆网上的 Ca^{2+} 释放受体，它是一种钙离子诱导的 Ca^{2+} 释放受体基因，调节细胞内钙离子水平，维持细胞正常的生理功能。交感神经兴奋导致循环儿茶酚胺浓度升高，与 β 肾上腺素能受体结合后，使环磷酸腺苷

(cyclic adenosine monophosphate，cAMP)升高，激活蛋白激酶 A(protein kinase A，PKA)，相关基因的突变增强了 RyR2 与 PKA 的连接，削弱了与磷脂酶的结合，对 RyR2 产生过度磷酸化作用，同时 RyR2 与肽酰胺异构酶的结合力下降，使通道通透性增加，引起钙离子外流诱发早期和延迟后除极，导致室性心律失常。

CASQ2 基因表达 CASQ2 蛋白。CASQ2 蛋白位于心肌细胞肌浆网终末池腔内，是心肌细胞内主要的钙离子库。*CASQ2* 基因突变降低了 CASQ2 蛋白结合 Ca^{2+} 的能力，当交感神经系统兴奋时，出现膜电位的剧烈振荡并伴有延迟后除极，导致严重的心律失常。

15.4 短 QT 综合征

SQT 的心电图表现主要是 QT 间期缩短，心电图测量的标准尚存在一定的争议，通常认为男性 QTc≤360 ms 和女性 QTc≤370 ms 应考虑为短 QT。

QT 间期缩短能导致心房和心室肌复极的离散度增加，产生折返性心律失常。已发现 SQTS 的 3 个致病基因：*KCNH2*、*KCNQ1* 和 *KCNJ2*，分别将 SQTS 命名为 SQT1、SQT2 及 SQT3。离子通道改变导致动作电位时程和有效不应期不均匀缩短是心律失常发生的机制。

参考文献

[1] 陈新.心电生理学发展简史和展望[J].中国循环杂志,1993,(09):560-561.
[2] 林靖宇,李景霞,胡伟国,等.心电质控实践:案例讨论和赛题解析[M].上海:上海科学技术出版社,2019.
[3] 郭继鸿.折返与心电图[J].临床心电学杂志,2000,9(04):238-245.
[4] 黄从新.心电生理学发展历程与展望[J].中国医科大学学报,2014,43(03):193-195.
[5] DE SILVA R A. John MacWilliam, evolutionary biology and sudden cardiac death [J]. J Am Coll Cardiol, 1989,14(7):1843-1849.
[6] FYE W B. Ventricular fibrillation and defibrillation: historical perspectives with emphasis on the contributions of John MacWilliam, Carl Wiggers, and William Kouwenhoven [J]. Circulation, 1985,71(5):858-865.
[7] JOSEPHSON M E. Clinical cardiac electrophysiology: techniques and interpretations [M]. Philadelphia: Lippincott Williams & Wilkins, 2008.
[8] MCWILLIAM J A. Fibrillar contraction of the heart [J]. J Physiol, 1887,8(5):296-310.

[9] MINES G R. On dynamic equilibrium in the heart [J]. J Physiol, 1913, 46(4-5): 349-383.

[10] WOLFERTH C C, WOOD F C. The mechanism of production of short PR intervals and prolonged QRS complexes in patients with presumablyundamaged hearts: hypothesis of an accessory pathway of auricolo-ventricular conduction (Bundle of Kent)[J]. Am Heart J, 1933, 8: 297-311.

图书在版编目(CIP)数据

5 步读图法:心电图的临床解读/李剑主编. —上海:复旦大学出版社,2021.9
(住培医师成长系列)
ISBN 978-7-309-15602-7

Ⅰ.①5… Ⅱ.①李… Ⅲ.①心电图-资格考试-自学参考资料 Ⅳ.①R540.4

中国版本图书馆 CIP 数据核字(2021)第 065575 号

5 步读图法:心电图的临床解读
李　剑　主编
责任编辑/王　瀛

复旦大学出版社有限公司出版发行
上海市国权路 579 号　邮编:200433
网址:fupnet@ fudanpress.com　http://www.fudanpress.com
门市零售:86-21-65102580　团体订购:86-21-65104505
出版部电话:86-21-65642845
上海四维数字图文有限公司

开本 787×1092　1/32　印张 10　字数 200 千
2021 年 9 月第 1 版第 1 次印刷

ISBN 978-7-309-15602-7/R·1868
定价:75.00 元

如有印装质量问题,请向复旦大学出版社有限公司出版部调换。
版权所有　　侵权必究